医学检验与临床应用

主编 肖颖宾 许 敏 胡传水 陆艳芹

U0253719

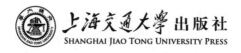

上海交通大学 出版社
SHANGHAI JIAO TONG UNIVERSITY PRESS

内容提要

本书详细叙述了红细胞检验、白细胞检验、凝血检验、尿液检验等内容。本书适合各级医院检验科医师、临床医师和医学院校学生阅读参考。

图书在版编目（CIP）数据

医学检验与临床应用／肖颖宾等主编. --上海：
上海交通大学出版社，2023.12
ISBN 978-7-313-29369-5

Ⅰ. ①医… Ⅱ. ①肖… Ⅲ. ①临床医学－医学检验
Ⅳ. ①R446.1

中国国家版本馆CIP数据核字（2023）第169972号

医学检验与临床应用
YIXUE JIANYAN YU LINCHUANG YINGYONG

主　　编：肖颖宾　许　敏　胡传水　陆艳芹

出版发行：上海交通大学出版社　　　　　　地　　址：上海市番禺路951号
邮政编码：200030　　　　　　　　　　　　电　　话：021-64071208
印　　制：广东虎彩云印刷有限公司
开　　本：710mm×1000mm　1/16　　　　　经　　销：全国新华书店
字　　数：208千字　　　　　　　　　　　　印　　张：12
版　　次：2023年12月第1版　　　　　　　　插　　页：2
书　　号：ISBN 978-7-313-29369-5　　　　　印　　次：2023年12月第1次印刷
定　　价：198.00元

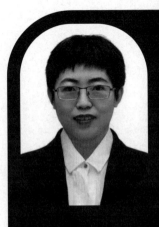

肖颖宾

　　女，毕业于广东医学院（现广东医科大学）临床检验专业，现就职于山东省聊城市人民医院，兼任山东免疫学会第二届感染免疫专业委员会委员、山东省心功能研究会第二届遗传与衰老预防保健专业委员会委员。擅长血液、尿液等分析仪和生化、临检、免疫等检验仪器设备的操作、维护和检查结果的分析评价。发表论文6篇，出版著作2部，获国家专利1项，承担科研课题2项。

　　医学检验学科是介于基础医学与临床医学之间的学科,其运用基础医学的理论为临床医学服务,在两者之间起着纽带作用。检验科医师对检验结果的正确判读有助于临床医师对疾病做出正确的诊断和及时的治疗,并为观察疗效、推测预后提供有利的信息。随着现代医学科技的发展、医学检验技术的不断提高,新的检验项目层出不穷,检验科医师只有不断地学习新的检验技术、了解各个检验项目的临床意义,才能跟上现代检验医学的发展步伐,为临床医师提供有价值的信息。为了反映当前最新的医学检验技术与检验方法,适应临床检验医学发展的需要,我们在查阅国内外相关著作的基础上特邀请临床经验丰富的检验科专家编写了《医学检验与临床应用》一书。

　　本书注重将检验理论与临床技术相结合,首先简要介绍了临床检验标本的采集方法,然后详细叙述了红细胞检验、白细胞检验、凝血检验、尿液检验等内容。本书在编写过程中借鉴了国内外近年来的医学检验资料,融入了现代医学检验的新方法和新技术,内容全面、文字流畅、结构合理,系统性、科学性和实用性强,有利于指导临床疾病诊断,具有较高的临床实用价值。本书适合各级医院检验科医师、临床医师和医学院校学生参考阅读。

　　本书在编写过程中得到了各编者所在单位及科室同仁的鼎力支持,

在此表示衷心感谢！由于检验涉及的内容繁杂，加上编者编写水平有限、编写经验不足，书中难免存在疏漏和不足之处，恳请广大读者在阅读过程中不断提出宝贵的意见和建议，以期共同进步。

《医学检验与临床应用》编委会

2023 年 3 月

CONTENTS 目录

第一章

临床检验标本的采集方法

第一节 血液标本的采集

一、静脉血的采集

(一)原理

利用负压的原理,使用真空采血管或注射器将针头刺入浅静脉后,通过真空负压控制定量采集静脉血或通过手工控制吸取一定量的静脉血。

(二)试剂与器具

压脉带、垫枕和手套;75％乙醇、消毒棉球或棉签;一次性无菌针头、持针器和真空采血管,或者使用注射器和试管;胶带。

(三)操作

(1)对照申请单核对患者身份。

(2)采血部位的选择:患者取坐位或仰卧位,前臂置于桌面枕垫上或水平伸直。检查患者的肘前静脉,为使静脉血管充分暴露,可让患者握紧拳头,系上压脉带。采血人员可用示指触摸寻找合适的静脉,触摸时能感觉到静脉所在区域较周围其他组织的弹性大,一般肘臂弯曲部位或稍往下区域是比较理想的穿刺部位。如在一只手臂上找不到合适的静脉,则用同样的方法检查另一只手臂。如需从腕部、手背或脚部等处的静脉采血,最好由有经验的采血人员进行。

(3)静脉穿刺的准备:选择好合适的穿刺部位后,放松压脉带,依照《医疗机构消毒技术规范》(WS/T2012－367)的要求,使用75％的乙醇擦拭消毒2遍,作用 3 分钟,消毒范围强调以穿刺部位为中心,由内向外缓慢旋转,逐步涂擦,共 2 次,消毒皮肤面积应大于等于 5 cm×5 cm。

(4)静脉穿刺:①将患者的手臂置于稍低位置,在穿刺点上方约 6 cm 处系紧压脉带,嘱受检者紧握拳头,使静脉充盈显露。采血人员一手拿着采血装置,另一只手的手指固定穿刺部位下方的皮肤,以使静脉位置相对固定。②手握持针器或注射器,保持穿刺针的方向和静脉走向一致,穿刺针与皮肤间的夹角约为 20°,针尖斜面朝上。③将穿刺针快速、平稳地刺入皮肤和静脉。使用真空采血器时一只手固定住持针器和穿刺针,另一只手将真空采血管从持针器另一端推入;使用注射器穿刺成功后右手固定针筒,左手解开压脉带后,再缓缓抽动注射器针栓至采集到所需血量。④血液开始流出即可解开压脉带,或者在开始采最后一管标本后立即解开压脉带,同时嘱患者松开拳头。⑤用消毒干棉球压住穿刺点,拔出针头,嘱患者继续按压棉球并保持手臂上举数分钟,如患者无法做到,则由采血人员按压穿刺点直至不出血。⑥在静脉穿刺处贴上不会引起过敏的胶条以助止血,如穿刺点的按压力度和时间不够,可能会导致皮下出血,形成瘀斑。⑦来回颠倒采血管数次将标本和抗凝剂混匀,但不可剧烈摇晃。⑧将采血针弃于利器盒内。⑨按实验室要求在每支采血管上贴好标签。⑩如是门诊患者,嘱其静坐片刻,确认无头晕、恶心等不良反应后再允许患者离开。

(四)注意事项

(1)采血部位通常选择肘前静脉,如此处静脉不明显,可采用手背、手腕、腘窝和外踝部静脉;幼儿可采用颈外静脉。

(2)使用真空采血器前应仔细阅读厂家说明书。使用前勿松动一次性真空采血试管盖塞,以防采血量不准。

(3)使用注射器采血时,切忌将针栓回推,以免注射器中气泡进入血管形成气栓,造成严重后果。

(4)采血过程中应尽可能保持穿刺针位置不变,以免血流不畅。

(5)压脉带捆扎时间不应超过 1 分钟,否则会使血液成分的浓度发生改变。

(6)如果一次需要采集多管血液标本,应按以下顺序采血:血培养管→需氧,血培养管→厌氧,凝血项管,无抗凝剂管(含或不含促凝剂和分离胶),有抗凝剂管。

(7)如遇受检者发生晕针,应立即拔出针头,让其平卧。必要时可用拇指压掐或针刺人中、合谷等穴位,嗅吸芳香氨酊等药物。

二、末梢血的采集

(一)试剂与器具

(1)一次性使用的无菌采血针。

(2)75％乙醇棉球。

(3)一次性手套和消毒干棉球。

(4)不同检测所需特殊器具(如用于制作血涂片的玻片、微量移液管、血细胞计数稀释液、微量血细胞比容测量管)。

(二)操作

(1)采血部位:成人以环指或中指的指尖内侧为宜;特殊患者(如烧伤)必要时可从足跟部两侧或拇指采血;婴儿理想的采血部位是足底面两侧的中部或后部,针刺的深度不应超过 2 mm,靠近足底面后部的针刺深度不应超过 1 mm。

(2)可轻轻按摩采血部位,使其自然充血,用 75％乙醇棉球消毒局部皮肤,待干。

(3)操作者用左手拇指和示指紧捏穿刺部位两侧,右手持无菌采血针,自指尖内侧迅速有力地穿刺,即刻拔出采血针并弃于利器盒内。

(4)用消毒干棉球擦去第 1 滴血,按需要依次采血。采血顺序:血涂片、EDTA 抗凝管、其他抗凝管、血清及微量采集管。

(5)可轻柔按压周围组织以获得足量的标本。

(6)采血完毕,用消毒干棉球压住伤口,止血片刻。

(三)注意事项

(1)所选的采血部位要避开冻疮、炎症、水肿和瘢痕等患处;除特殊情况外,不宜从耳垂采血。

(2)不宜从婴儿的手指以及脚后方跟腱处采血,以防止可能造成骨组织和神经组织的损伤。

(3)采血部位宜保持温暖,有利于血液顺畅流出。

(4)消毒皮肤后应待酒精挥发,皮肤干燥后方可采血,否则流出的血液不呈圆滴状,也可能会导致溶血。

(5)穿刺深度一般不超过 2 mm;针刺后,稍加按压以血液能流出为宜。

三、抗凝剂的选用

血液一般检验常用的抗凝剂有以下 3 种。

（一）枸橼酸钠（柠檬酸钠）

枸橼酸能与血液中的钙离子结合形成螯合物，从而阻止血液凝固。市售枸橼酸钠多含2个分子的结晶水，相对分子质量为294.12，常用浓度为109 mmol/L（32 g/L）。枸橼酸钠与血液的比例多采用$1:9(V:V)$。常用于凝血试验和红细胞沉降率测定（魏氏法红细胞沉降率测定时抗凝剂为0.4 mL加血1.6 mL）。

（二）乙二胺四乙酸二钠或乙二胺四乙酸二钾

抗凝机制与枸橼酸钠相同。全血细胞分析用 EDTA-K$_2$·2H$_2$O，1.5～2.2 mg可阻止1 mL血液凝固。由于 EDTA-Na$_2$ 溶解度明显低于 EDTA-K$_2$，故 EDTA-K$_2$ 特别适用于全血细胞分析，尤其适用于血小板计数。由于其影响血小板聚集及凝血因子检测，故不适合做凝血试验和血小板功能检查。

（三）肝素

肝素是一种含有硫酸基团的黏多糖，相对分子质量为15 000，与抗凝血酶结合，促进其对凝血因子Ⅻ、Ⅺ、Ⅸ、Ⅹ和凝血酶活性的抑制，抑制血小板聚集从而达到抗凝。通常用肝素盐或锂盐粉剂（125 U＝1 mg）配成1 g/L肝素水溶液，即每毫升含肝素1 mg。取0.5 mL置小瓶中，37～50 ℃烘干后，能抗凝5 mL血液。适用于血气分析、电解质等测定，不适合凝血常规和血液学一般检查（可使白细胞聚集并使血涂片产生蓝色背景）。

四、血涂片制备

（一）器材

清洁、干燥、无尘、无油脂的载玻片（25 mm×75 mm，厚度为0.8～1.2 mm）。

（二）操作

血涂片制备方法很多，目前临床实验室普遍采用的是手工推片法，即用楔形技术制备血涂片方法，在玻片近一端1/3处，加1滴（约0.05 mL）充分混匀的血液，握住另一张边缘光滑的推片，以30°～45°角使血滴沿推片迅速散开，快速、平稳地推动推片至载玻片的另一端。

（三）注意事项

（1）血涂片应呈舌状，头、体、尾三部分清晰可分。

（2）推好的血涂片在空气中晃动，使其尽快干燥。天气寒冷或潮湿时，应于37 ℃恒温箱中保温促干，以免细胞变形缩小。

（3）涂片的厚薄、长度与血滴的大小、推片与载玻片之间的角度、推片时的速度及血细胞比容有关。一般认为血滴越大、角度越大、速度越快则血膜越厚；反之则血膜越薄。血细胞比容高于正常时，血液黏度较高，保持较小的角度，可得满意结果；相反，血细胞比容低于正常时，血液较稀，则应用较大角度、推片速度较快。

（4）血涂片应在1小时内染色或在1小时内用无水甲醇（含水量＜3％）固定后染色。

（5）新购置的载玻片常带有游离碱质，必须用约1 mol/L HCl浸泡24小时后，再用清水彻底冲洗，擦干后备用。用过的载玻片可放入含适量肥皂或其他洗涤剂的清水中煮沸20分钟，洗净，再用清水反复冲洗，蒸馏水最后浸洗后擦干备用。使用时，切勿用手触及玻片表面。

（6）血液涂片既可直接用非抗凝的静脉血或毛细血管血，也可用EDTA抗凝血制备。由于EDTA能阻止血小板聚集，故在显微镜下观察血小板形态时非常合适。但EDTA抗凝血有时能引起红细胞皱缩和白细胞聚集，因此最好使用非抗凝血制备血涂片。

（7）使用EDTA-K_2抗凝血液样本时，应充分混匀后再涂片。抗凝血样本应在采集后4小时内制备血涂片，时间过长可引起中性粒细胞和单核细胞的形态学改变。注意制片前，样本不能冷藏。

五、血涂片染色

（一）瑞氏染色法

1.原理

瑞氏（Wright）染色法使细胞着色既有化学亲和作用，又有物理吸附作用。各种细胞由于其所含化学成分不同，对染料的亲和力也不一样，因此，染色后各种细胞呈现出各自的染色特点。

2.试剂

（1）瑞氏染液：①瑞氏染料0.1 g。②甲醇（AR）60.0 mL。

瑞氏染料由酸性染料伊红和碱性染料亚甲蓝组成。将瑞氏染料放入清洁干燥的研钵里，先加少量甲醇，充分研磨使染料溶解，将已溶解的染料倒入棕色试剂瓶中，未溶解的再加少量甲醇研磨，直至染料完全溶解，甲醇全部用完为止，即为瑞氏染液。配好后放室温中，1周后即可使用。新配染液效果较差，放置时间越长，染色效果越好。久置应密封，以免甲醇挥发或氧化成甲酸。染液中也可加中性甘油2～3 mL,除可防止甲醇过早挥发外,也可使细胞着色清晰。

(2)pH 值为6.8的磷酸盐缓冲液。①磷酸二氢钾(KH₂PO₄):0.3 g。②磷酸氢二钠(Na₂HPO₄):0.2 g。加少量蒸馏水溶解,再用蒸馏水加至1 000 mL。

3.操作

以血涂片染色为例。

(1)采血后推制厚薄适宜的血涂片(见血涂片制备)。

(2)用蜡笔在血膜两头画线,然后将血涂片平放在染色架上。

(3)加瑞氏染液数滴,以覆盖整个血膜为宜,染色约1分钟。

(4)滴加约等量的缓冲液与染液混合,室温下染色5～10分钟。

(5)用流水冲去染液,待干燥后镜检。

4.注意事项

(1)pH 对细胞染色有影响。由于细胞各种成分均由蛋白质构成,蛋白质均为两性电解质,所带电荷随溶液 pH 而定。对某一蛋白质而言,如环境pH＜pI(pI 为该蛋白质的等电点),则该蛋白质带正电荷,即在酸性环境中正电荷增多,易与酸性伊红结合,染色偏红;相反,则易与亚甲蓝结合,染色偏蓝。因细胞着色对氢离子浓度十分敏感。因此,应使用清洁中性的载玻片,稀释染液必须用pH 6.8缓冲液,冲洗载玻片必须用中性水。

(2)未干透的血膜不能染色,否则染色时血膜易脱落。

(3)染色时间的长短与染液浓度、染色时温度及血细胞多少有关。染色时间与染液浓度、染色时温度成反比,染色时间与细胞数量成正比。

(4)冲洗时不能先倒掉染液,应用流水冲去,以防染料沉淀在血膜上。

(5)如血膜上有染料颗粒沉积,可用甲醇溶解,但需立即用水冲掉甲醇,以免脱色。

(6)染色过淡,可以复染。复染时应先加缓冲液,创造良好的染色环境,而后加染液,或加染液与缓冲液的混合液,不可先加染液。

(7)染色过深可用水冲洗或浸泡水中一定时间,也可用甲醇脱色。

(8)染色偏酸或偏碱时,均应更换缓冲液再重染。

(9)瑞氏染液的质量好坏除用血涂片实际染色效果评价外,还可采用吸光度比值(ratio of absorption,RA)评价。瑞氏染液的成熟指数以 RA(A650 nm/A525 nm)=1.3±0.1 为宜。

(二)瑞氏-吉姆萨复合染色法

1.原理

吉姆萨染色原理与瑞氏染色相同,但提高了噻嗪染料的质量,加强了天青的作用,使细胞核着色效果较好,但和中性颗粒着色比较瑞氏染色法差。因此,瑞氏-吉姆萨(Wright-Giemsa)复合染色法可取长补短,使血细胞的颗粒及胞核均能获得满意的染色效果。

2.试剂

瑞氏-吉姆萨复合染色液。

Ⅰ液:取瑞氏染粉 1 g、吉姆萨染粉 0.3 g,置洁净研钵中,加少量甲醇(分析纯),研磨片刻,吸出上层染液。然后加少量甲醇继续研磨,再吸出上层染液。如此连续几次,共用甲醇 500 mL。收集于棕色玻璃瓶中,每天早、晚各振摇 3 分钟,共 5 天,以后存放一周即能使用。

Ⅱ液:取 pH 值为 6.4～6.8 的磷酸盐缓冲液。

磷酸二氢钾(无水):6.64 g,磷酸氢二钠(无水):2.56 g,加少量蒸馏水溶解,用磷酸盐调整 pH,加水至 1 000 mL。

3.操作

瑞氏-吉姆萨染色方法基本上与瑞氏染色法相同。

(三)30 秒快速单一染色法

1.试剂

(1)储存液。瑞氏染粉 2.0 g,吉姆萨染粉 0.6 g,天青Ⅱ 0.6 g,甘油 10.0 mL,聚乙烯吡咯烷酮(PVP)20.0 g,甲醇 1 000 mL。

(2)磷酸盐缓冲液(pH 6.2～6.8)。磷酸二氢钾 6.64 g,磷酸氢二钠 0.26 g,苯酚 4.0 mL,蒸馏水加至 1 000 mL。

(3)应用液:储存液、磷酸盐缓冲液按 3∶1 比例混合放置 14 天后备用。

2.操作

将染液铺满血膜或将血片浸入缸内,30 秒后用自来水冲洗。

(四)快速染色法

1.试剂

Ⅰ液:磷酸二氢钾 6.64 g,磷酸氢二钠 2.56 g,水溶性伊红 Y 4.0 g(或伊红 B 2.5 g),蒸馏水 1 000 mL,苯酚 40 mL,煮沸,待冷后备用。

Ⅱ液:亚甲蓝 4 g,蒸馏水 1 000 mL,高锰酸钾 2.4 g,煮沸,待冷后备用。

2.操作

把干燥血涂片浸入快速染色液的Ⅰ液中 30 秒,水洗,再浸入Ⅱ液 30 秒,水洗,待干。

第二节　排泄物标本的采集

一、尿液标本种类和收集

实验室应制订并实施正确收集和处理尿标本的指导手册,并使负责收集尿标本的人员方便获得这些资料或向患者告知收集说明。有关尿液标本种类和收集方法请参见卫生行业标准WS/T348－2011《尿液标本的收集及处理指南》和CLSI指南GP-16A3《尿液分析》的要求。尿液标本收集注意事项如下。

(一)标本留取时间

1.收集常规尿液分析的尿标本

应留取新鲜尿,以清晨第1次尿为宜,较浓缩,条件恒定,易检出异常,便于对比。

2.收集急诊患者尿液分析的尿标本

可随时留取(随机尿)。

3.收集特殊检验尿液分析的尿标本

(1)收集计时尿标本:应告知患者留尿起始和终止时间;留取前应将尿液排空,然后收集该时段内(含终止时间点)排出的所有尿液。

(2)收集使用防腐剂的尿标本:应建议患者先将尿液收集于未加防腐剂的干净容器内,然后小心地将尿液倒入实验室提供的含防腐剂容器中。

(3)收集多项检测尿标本:应针对不同检测项目分别留取尿标本(可分次留取,也可一次留取分装至不同容器中)。

(4)收集特定时段内尿标本:尿液应保存于2～8 ℃条件下。

(5)收集时段尿尿标本:如总尿量超过单个容器的容量时,须用两个容器,检测前必须充分混匀两个容器内的尿液,最常用的方法是在两个尿容器之间来回相互倾倒尿标本;第2个容器收集的尿量一般较少,故注意加入防腐剂的量相应减少。

(6)收集卧床导尿患者的尿标本:将尿袋置于冰袋上;如患者可走动,应定期排空尿袋,将尿液存放在2～8 ℃条件下。

(二)标本收集容器

应清洁、无渗漏、无颗粒;制备容器的材料与尿液成分不发生反应;容器和盖均无干扰物质附着,如清洁剂等;容器的容积一般应大于等于 50 mL,收集 24 小时尿标本的容器的容积应为 3 L 左右;容器口为圆形,直径应大于等于 4 cm;容器底部应较宽,适于稳定放置;容器盖应安全、密闭性好而又易于开启;推荐使用一次性容器;收集微生物检查标本容器应干燥无菌。

(三)标本容器标识

尿标本容器的标签材料应具有置于冰箱后仍能粘牢的特性;应在容器上粘贴标签,不可只粘贴于容器盖上;标签提供的信息应至少包含:①患者姓名;②唯一性标志;③收集尿液的日期和时间;④如尿标本加入防腐剂应注明名称,并加上防腐剂如溢出可对人体造成伤害的警示内容(还需口头告知患者)。

(四)标本留取书面指导

至少应包括以下几项。

(1)洗手清洁:患者留取标本前要洗手,并实施其他必要的清洁措施。

(2)信息核实:交给患者的尿液收集容器应贴有标签,并要求核对患者姓名。

(3)最少留尿量:留取所需检验项目的最小尿标本量(还需口头告知患者)。

(4)避免污染和干扰源:如避免污染经血、白带、精液、粪便,烟灰、糖纸等,避免光照影响尿胆原等化学物质分解或氧化。

(5)容器加盖:防止尿液外溢。

(6)记录标本留取时间。

(五)尿液防腐与保存

通常,尿标本采集后应在 2 小时内完成检验,避免使用防腐剂;如尿标本不能及时完成检测,则宜置于 2～8 ℃条件下保存,但不能超过 6 小时(微生物学检查标本在 24 小时内仍可进行培养)。根据检测项目特点,尿标本可采用相应的防腐剂防腐,而无需置冰箱保存。

选择适当的防腐剂。有多种防腐剂适用于该分析时,应选择危害性最小的防腐剂。

(六)检验后尿液标本的处理

1.尿标本

应按生物危害物处理,遵照各级医院规定的医疗废弃物处理方法进行处理。

2.一次性使用尿杯

使用后置入医疗废弃物袋中,统一处理。

3.尿容器及试管等器材

使用后可先浸入消毒液(如 0.5％过氧乙酸、5％甲酚皂液等)浸泡消毒 12～24 小时后再处理。

二、粪便收集

(一)常规检验

采集粪便标本的方法因检查目的不同而有差别,如常规检验留取新鲜指头大小(约 5 g)即可,放入干燥、清洁、无吸水性的有盖容器内送检。不应采取尿壶、便盆中的粪便标本,因标本中混入尿液和消毒剂等,可破坏粪便的有形成分,混入植物、泥土、污水等,因腐生性原虫、真菌孢子、植物种子、花粉等易干扰检验结果。粪便标本检验时,应选择其中脓血黏液等病理成分,若无病理成分,可多部位取材。采集标本后,应在 1 小时内完成检查,否则可因 pH 及消化酶等影响,使粪便中细胞成分破坏分解。

(二)寄生虫检验

粪便必须新鲜,送检时间一般不宜超过 24 小时。如检查肠内原虫滋养体,应于排便后迅速送检,立即检查,冬季需采取保温(35～37 ℃)措施。血吸虫毛蚴孵化应留新鲜粪便,大于等于30 g。检查蛲虫卵需用透明胶带,在清晨排便前由肛门四周取标本,也可用棉签拭取,但均须立即镜检。检查寄生虫体及虫卵计数,须用洁净、干燥的容器,并防止污染;粪便不可混入尿液及其他体液等,以免影响检查结果。

(三)化学检验

采用化学法做潜血试验应嘱患者于收集标本前 3 天起禁食动物性和含过氧化物酶类食物(如萝卜、西红柿、韭菜、木耳、花菜、黄瓜、苹果、柑橘和香蕉等),并禁服铁剂和维生素 C 等,以免出现假阳性反应;连续检查 3 天,并选取外表及内层粪便;收集标本后须迅速送检,以免因长时间放置使潜血反应的敏感度降低。粪胆原定量检查应收集 3 天粪便,混合称量,从其中取出约 20 g 送验;查胆汁成分的粪便标本不应在室温中长时间放置,以免阳性率降低。

(四)细菌检验

粪便标本应收集于灭菌有盖容器内,勿混入消毒剂及其他化学药品,并立即送检。

(五)检验后粪便标本的处理

1.粪标本

应按生物危害物处理,遵照各级医院规定的医疗废弃物处理方法进行处理。

2.纸类或塑料等容器

使用后置入医疗废弃物袋中,统一处理。

3.瓷器、玻璃等器皿

使用后可先浸入消毒液(如 0.5%过氧乙酸、5%甲酚皂液等)浸泡消毒 12～24 小时再处理。

第三节 微生物检验标本的采集

一、血液标本的微生物检验

(一)标本采集时间、采集频率

1.一般原则

一般情况下应在患者发热初期或发热高峰时采集。原则上应选择在抗生素应用之前,对已用药而因病情不允许停药的患者,也应在下次用药前采集。

2.疑为布鲁菌感染

最易获得阳性培养的是发热期的血液或骨髓。除发热期采血外还可多次采血,一般为24 小时抽 3～4 次。

3.疑为沙门菌感染

根据病程和病情可在不同的时间采集标本。肠热症患者在病程第 1～2 周内采集静脉血液,或在第 1～3 周内采集骨髓是最佳时间。

4.疑为亚急性细菌性心内膜炎

除在发热期采血外应多次采集。第 1 天做 3 次培养,如果 24 小时培养阴性,应继续抽血3份或更多次进行血液培养。

5.疑为急性细菌性心内膜炎

治疗前 1～2 小时分别在 3 个不同部位采集血液,分别进行培养。

11

6.疑为急性败血症

脑膜炎、骨髓炎、关节炎、急性未处理的细菌性肺炎和肾盂肾炎除在发热期采血外,应在治疗前短时间内于身体不同部位采血,如左、右手臂或颈部,在24小时内采血3次或更多次,分别进行培养。

7.疑为肺炎链球菌感染

最佳时机是在寒战、高热或休克时,此时采集样本阳性率较高。

8.不明原因发热

可于发热周期内多次采血做血液培养。如果24小时培养结果阴性,应继续采血2~3份或更多次做血液培养。

(二)采集容量

采血量以每瓶5~8 mL为宜。当怀疑真菌感染时采集双份容量。

(三)采集标本注意事项

(1)培养瓶必须平衡至室温,采血前后用75%乙醇或聚维酮碘消毒培养瓶橡胶瓶盖部分。采集标本后应立即送检,如不能及时送检,请放在室温中。在寒冷季节注意保温(不超过35 ℃)。

(2)标本瓶做好标记,写好患者姓名、性别、年龄、病历号。

(3)严格做好患者采血部位的无菌操作,防止污染。

(4)应在申请单上标明标本采集时间。

(5)如同时做需氧菌及厌氧菌培养,应先把血样打入厌氧瓶,再打入需氧瓶,且要防止注射器内有气泡。

二、尿液标本的微生物检验

(一)采集时间

(1)一般原则:通常应采集晨起第1次尿液送检。原则上,应选择在抗生素应用之前采集尿液。

(2)沙门菌感染一般在病后2周左右采集尿液培养。

(3)怀疑泌尿系统结核时,留取晨尿或24小时尿的沉渣部分10~15 mL送检。

(二)采集方法

1.中段尿采集方法

(1)女性:以肥皂水清洗外阴部,再以灭菌水或高锰酸钾(1∶1 000)水溶液冲洗尿道口,然后排尿弃去前段,留取中段尿 10 mL 左右于无菌容器中,立即加盖送检。

(2)男性:以肥皂水清洗尿道口,再用清水冲洗,采集中段尿 10 mL 左右于无菌容器中立即送检。

2.膀胱穿刺采集法

采集中段尿有时不能完全避免污染,可采用耻骨上膀胱穿刺取尿 10 mL 并置于无菌容器中立即送检。

3.导尿法

将导尿管末端消毒后弃去最初的尿液,留取 10~15 mL 尿液于无菌容器内送检。长期滞留导尿管患者,应在更换新管时留尿。

(三)注意事项

尿液标本采集和培养中最大的问题是细菌污染,因此要严格无菌操作,标本采集后应立即送检。无论何种方法采集尿液,均应在用药之前进行,尿液中不得加入防腐剂、消毒剂。

三、粪便标本的微生物检验

(一)采集时间

1.采样原则

腹泻患者应在急性期采集,以提高检出率,同时最好在用药之前。

2.怀疑沙门菌感染

肠热症在 2 周后;胃肠炎患者在急性期,早期采集新鲜粪便。

(二)采集方法

1.自然排便法

自然排便后,挑取有脓血、黏液部位的粪便 2~3 g,液状粪便取絮状物盛于无渗、漏、清洁的容器中送检。

2.肠拭子法

如不易获得粪便或排便困难的患者及幼儿,可用拭子采集直肠粪便,取出后插入灭菌试管内送检。

(三)注意事项

(1)为提高肠道致病菌检出率,应采集新鲜粪便做培养。

(2)腹泻患者应尽量在急性期采集标本(3天内),以提高阳性率。

(3)采集标本最好在用药之前。

四、痰及上呼吸道标本的微生物检验

(一)采集时间

1.痰

最好在应用抗生素之前采集标本,以早饭前晨痰为好,对支气管扩张症或与支气管相通的空洞患者,清晨起床后进行体位引流,可采集大量痰液。

2.鼻咽拭子

时间上虽无严格限制,但应于抗生素治疗之前采集标本,咽部是呼吸和食物的通路,因此亦以晨起后早饭前为宜。

(二)采集方法

1.痰液标本

(1)自然咳痰法:患者清晨起床后,用清水反复漱口后用力自气管咳出第1口痰于灭菌容器内,立即送检。对于痰量少或无痰的患者可采用雾化吸入加温至45 ℃的10%NaCl水溶液,使痰液易于排出。对咳痰量少的幼儿,可轻轻压迫胸骨上部的气管,使其咳嗽,将痰收集于灭菌容器内送检。

(2)支气管镜采集法:用支气管镜在肺内病灶附近用导管吸引或支气管刷直接取得标本,该方法在临床应用有一定困难。

(3)小儿取痰法:用弯压舌板向后压舌,用无菌棉拭子伸入咽部,小儿经压舌刺激咳嗽时,可喷出肺部或气管分泌物沾在棉拭子上,立即送检。

2.上呼吸道标本

采集上呼吸道标本通常采用无菌棉拭子。采集前患者应用清水反复漱口,由检查者将舌向外拉,使腭垂尽可能向外牵引,将棉拭子通过舌根到咽后壁或腭垂的后侧涂抹数次,但棉拭子要避免接触口腔和舌黏膜。

五、化脓和创伤标本的微生物检验

(一)开放性感染和已溃破的化脓灶

(1)外伤感染、癌肿溃破感染、脐带残端、外耳道分泌物等感染部位与体腔或外界相通,标本采集前先用无菌生理盐水冲洗表面污染菌,用无菌棉拭子采集脓液及病灶深部分泌物;如为慢性感染,污染严重,很难分离到致病菌,可取感染部位下的组织,无菌操作剪碎或研磨成组织匀浆送检。

(2)结膜性分泌物:脓性分泌物较多时,用无菌棉球擦拭,再用无菌棉拭子取结膜囊分泌物培养或涂片检查;分泌物少时,可做结膜刮片检查。

(3)扁桃体脓性分泌物:患者用清水漱口,由检查者将舌向外牵拉,用无菌棉拭子越过舌根涂抹扁桃体上的脓性分泌物,置无菌管内立即送检。

(4)外耳道分泌物:脓性分泌物较多时,先用无菌棉球擦拭,再取流出分泌物置无菌管送检。

(5)手术后切口感染:疑有切口感染时可取分泌物,也可取沾有脓性分泌物的敷料置灭菌容器内送检。

(6)导管治疗感染:应做导管尖端涂抹培养再加血培养。

(7)瘘管内脓液:用无菌棉拭子挤压瘘管,取流出脓液送检;也可用灭菌纱布条塞入瘘管内,次日取出送检。

(二)闭合性脓肿

(1)皮肤化脓(毛囊炎、疖、痈)和皮下软组织化脓感染:用 2.5%～3.0%碘酊和 75%乙醇消毒周围皮肤,穿刺抽取脓汁及分泌物送检,也可在切开排脓时,以无菌注射器或无菌棉拭子采集。

(2)淋巴结脓肿:经淋巴结穿刺术取脓液,盛于无菌容器内送检。

(3)乳腺脓肿、肝脓肿、脑脓肿、肾周脓肿、胸腔脓肿、腹水、心包积液、关节腔积液:可在手术引流时采集脓液或积液,也可做脓肿或积液穿刺采集脓液或积液,盛于无菌容器内立即送检。

(4)肺脓肿:体位引流使病肺处于高处,引流的支气管开口向下,痰液顺体位引流至气管咳出;也可在纤维支气管镜检查或手术时采集。

(5)胆囊炎:①十二指肠引流术采集胆汁,标本分 3 部分,即来自胆总管、胆囊及肝胆管。②手术时采集,在进行胆囊及胆管手术时,可从胆总管、胆囊直接采集。③胆囊穿刺法,进行胆道造影时采集胆汁。

(6)盆腔脓肿:已婚妇女可经阴道后穹隆切开引流或穿刺采集脓液,也可在肠镜暴露下经直肠穿刺或切开引流采集脓液检查。

(7)肛周脓肿:在患者皮肤黏膜表面先用碘酊消毒,75%乙醇脱碘,再用无菌干燥注射器穿刺抽取脓液,盛于无菌容器内立即送检。

六、生殖道标本的微生物检验

(一)生殖道分泌物

1.男性

(1)尿道分泌物:清洗尿道口,用灭菌纱布或棉球擦拭尿道口,采取从尿道口溢出的脓性分泌物或用无菌棉拭子插入尿道口内 2～4 cm 轻轻旋转取出分泌物。

(2)前列腺液:清洗尿道口,用按摩法采集前列腺液盛于无菌容器内立即送检。

(3)精液:受检者应 5 天以上未排精,清洗尿道口,体外排精液于无菌试管内立即送检。

2.女性

(1)尿道分泌物:清洗尿道口,用灭菌纱布或棉球擦拭尿道口,然后从阴道的后面向前按摩,使分泌物溢出,无肉眼可见的脓液,可用无菌棉拭子轻轻深入前尿道内,旋转棉拭子,采集标本。

(2)阴道分泌物:用窥器扩张阴道,用无菌棉拭子采集阴道口内 4 cm 内侧壁或后穹隆处分泌物。

(3)子宫颈分泌物:用窥器扩张阴道,先用灭菌棉球擦拭子宫颈口分泌物,用无菌棉拭子插入子宫颈管 2 cm 采集分泌物,转动并停留 10～20 秒,让无菌棉拭子充分吸附分泌物,或用去掉针头的注射器吸取分泌物,将所采集分泌物盛于无菌容器内立即送检。

(二)注意事项

(1)生殖器是开放性器官,标本采集过程中,应严格遵循无菌操作以减少杂菌污染。

(2)阴道内有大量正常菌群存在,采集子宫颈标本应避免触及阴道壁。

(3)沙眼衣原体在宿主细胞内繁殖,取材时拭子应在病变部位停留十几秒钟,并应采集尽可能多的上皮细胞。

七、穿刺液的微生物检验

(一)脑脊液

1.采集时间

怀疑为脑膜炎的患者,应立即采集脑脊液,最好在使用抗生素以前采集标本。

2.采集方法

用腰穿方法采集脑脊液 3～5 mL,一般放入 3 个无菌试管,每个试管内 1～2 mL。如果用于检测细菌或病毒,脑脊液量应≥1 mL;如果用于检测真菌或分枝杆菌,脑脊液量应≥2 mL。

3.注意事项

(1)如果用于检测细菌,收集脑脊液后,在常温下15分钟内送到实验室。脑脊液标本不可置于冰箱保存,否则会使病原菌死亡,尤其是脑膜炎奈瑟菌、肺炎链球菌和流感嗜血杆菌。常温下可保存24小时。

(2)如果用于检测病毒,脑脊液标本应放置冰块,在4 ℃环境中可保存72小时。

(3)如果只采集了一管脑脊液,应首先送到微生物室。

(4)做微生物培养时,建议同时做血培养。

(5)采集脑脊液的试管不需要加防腐剂。

(6)腰穿进行过程中,应严格无菌操作,避免污染。

(二)胆汁及穿刺液

1.检测时间

怀疑感染存在时,应尽早采集标本,一般在患者使用抗生素之前或停止用药后1～2天采集。

2.采集方法

(1)首先用2%碘酊消毒穿刺要通过的皮肤。

(2)用针穿刺法抽取标本或外科手术方法采集标本,然后放入无菌试管或小瓶内,立即送到实验室。

(3)尽可能采集更多的液体,至少1 mL。

3.注意事项

(1)在常温下15分钟内送到实验室。除心包液和做真菌培养外,剩余的液体可在常温下保存24小时。如果做真菌培养,上述液体只能在4 ℃以下保存。

(2)应严格无菌穿刺。

(3)为了防止穿刺液凝固,最好在无菌试管中预先加入灭菌肝素,再注入穿刺液。

(4)对疑有淋病性关节炎患者的关节液,采集后应立即送检。

八、真菌检验

(一)标本采集的一般注意事项

(1)用适当的方法准确采集感染部位的标本,避免污染。

(2)注意标本采集时间。清晨的痰和尿含菌较多,是采集这类标本的最佳时间。另外,应尽可能在使用抗真菌药物前采集。

(3)标本采集量应足够。如从血中分离真菌,一般采集量为8~10 mL。

(4)用于真菌学检验的标本均需用无菌容器送检。

(5)送检项目有特殊注意事项时,一定要在检验申请单上注明,或直接与真菌实验室联系,以便实验室采用相应特殊方法处理标本。

(二)临床常见标本的采集

1.浅部真菌感染的标本采集

(1)皮肤标本:皮肤癣菌病采集皮损边缘的鳞屑。采集前用75%乙醇消毒皮肤,待挥发后用手术刀或玻片边缘刮取感染皮肤边缘,刮取物放入无菌培养皿中送检。皮肤溃疡采集病损边缘的脓液或组织等。

(2)指(趾)甲标本:甲癣采集病甲下的碎屑或指(趾)甲。采集前用75%乙醇消毒指(趾)甲,去掉指(趾)甲表面部分,尽可能取可疑的病变部分,用修脚刀修成小薄片,5~6块为宜,放入无菌容器送检。

(3)毛发标本:采集根部折断处,不要整根头发,最少5根。

2.深部真菌感染的标本采集

(1)血液:采血量视所用真菌培养方法确定,一般为8~10 mL。如用溶剂-离心法,成年人则需抽血15 mL加入2支7.5 mL的Isolator管中。此法可使红细胞和白细胞内的真菌释放出来,尤其适用于细胞内寄生菌,如荚膜组织胞质菌和新型隐球菌的培养。采血后应立刻送检,如不能及时送检,血培养瓶或管应放在室温或30 ℃以下环境中,但不要超过8小时,否则影响血中真菌的检测。

(2)脑脊液:如大于3 mL,应分别加入2支无菌试管中送检。一管做真菌培养或墨汁染色,另一管用于隐球菌抗原检测或其他病原菌培养。其他深部真菌感染的标本采集,如呼吸道、泌尿生殖道等标本,采集及送检方法与细菌学检验相同。

第四节　其他标本的采集

一、脑脊液标本采集

脑脊液标本由临床医师以无菌操作进行腰椎穿刺采集,必要时也可从小脑延髓池或侧脑室穿刺采集。获得合格的脑脊液标本涉及的环节包括容器准备、标本采集和处理方法。

(一)标本容器

采集脑脊液的容器应为无菌加盖透明试管,试管容积≥5 mL。一般需要准备 3～4 支试管。目前,脑脊液标本采集容器已有商业化专用管,容器标记信息必须明显、准确、完整。

(二)标本采集和转运

1.采集方法

脑脊液通常是由腰椎穿刺采集,必要时可从小脑延髓池或侧脑室穿刺获得。患者需侧卧于硬板床,背部与床面垂直,两手抱膝紧贴腹部,头向前胸屈曲,使躯干呈弓形,脊柱尽量后凸以增宽脊椎间隙。临床医师常规消毒,戴无菌手套,覆盖无菌洞巾,用 2%利多卡因自皮肤到椎间韧带做局部麻醉。持穿刺针以垂直背部方向缓缓刺入,针尖稍斜向头部,进针深度 3～5 cm(儿童为2～3 cm)。当针头穿过韧带与硬脑膜时,有阻力突然消失的落空感,此时可将针芯慢慢抽出,即可见脑脊液流出,穿刺成功后首先进行压力测定。

2.采集量

脑脊液应采集 3～4 管,第 1 管用于细菌培养检查(无菌操作),第 2 管用于化学和免疫学检查,第 3 管用于一般性状及细胞学检查(如遇高蛋白标本时,可加 EDTA 抗凝),怀疑有肿瘤细胞可加一管用于脱落细胞检查,每管 2～3 mL 为宜。

3.标本采集的适应证和禁忌证

(1)适应证:①原因不明的剧烈头痛、昏迷、抽搐、瘫痪,疑为脑炎或脑膜炎者。②有脑膜刺激征者。③疑有颅内出血、中枢神经梅毒、脑膜白血病等。④神经系统疾病需系统观察或需进行椎管内给药、造影和腰麻等。

(2)禁忌证:①腰穿留取脑脊液前,一定要考虑是否有颅内压升高。如果眼底检查发现视盘水肿,先要做 CT 或 MRI 检查。影像学上如显示脑室大小正常且没有移位或后颅没有占位性征象,才可腰穿取脑脊液。②穿刺部位有化脓性感染灶。③凝血酶原时间延长、血小板计数<50×10^9/L,使用抗凝药物或任何原因导致的出血倾向,应在凝血障碍纠正后才能进行腰穿。④开放性颅脑损伤或有脑脊液漏。

4.标本转运

脑脊液标本留取后应立即送检。脑脊液标本必须由专人或专用的物流系统运送。标本运送过程中为保证安全及防止溢出,应采用密闭的容器。如果标本溢出,应以 0.2% 过氧乙酸溶液或 75% 乙醇溶液对污染的环境进行消毒。

5.送检时间

常规分析项目不要超过 1 小时,脑脊液放置过久,可发生下列变化而影响检验结果:①细胞破坏、沉淀、纤维蛋白凝块形成导致细胞分布不均匀而使计数不准确。②细胞离体后会逐渐退化变形,影响细胞分类计数和形态识别。③脑脊液葡萄糖因细胞或微生物代谢而不断分解,造成葡萄糖含量降低。④细菌溶解,干扰病原菌(尤其是脑膜炎奈瑟菌)的检出率,应特别注意细菌培养标本应室温送检,且无论送检前还是送检后都不能冷藏,因为常见脑脊液感染细菌都是苛养菌,对温度非常敏感,低温冷藏会使它们丧失活性甚至快速消亡。

6.标本接收

合格脑脊液标本的基本要求:检验申请单应填写清楚,信息完整;送检时间符合要求;标本量符合要求且无外溢。不合格的脑脊液标本应拒收或注明。

(三)标本检测后处理

脑脊液常规检测后的标本应加塞后室温条件保存 24 小时,生化检查过的标本应加盖后 2～8 ℃保存 24 小时。保存到期且完成检验的脑脊液标本及脑脊液标本检查过程中产生的各种废弃物,应按医疗废弃物规定统一处理,并做好记录。

二、男性生殖疾病相关的标本采集

(一)精液标本的采集

精液分析是评估男性生育能力的重要方法,也是男性生殖疾病诊断、疗效观察的试验依据。精液的分析结果易受射精的频度、温度、实验室条件、检验人员的技术熟练程度和主观判断能力等诸多因素影响。因此,精液采集与分析必须严格按照适宜的标准化程序进行,才能提供受检者临床状况的准确信息。

通常,精液采集需要注意以下几点。

(1)受检者采集精液前,实验室工作人员需要给受检者提供清晰的书面或口头指导,需要询问禁欲时间和受检目的,以及最近有无发热、服用某些药物、病史等,同时提供留样容器,并嘱咐留样时的注意事项。如果受检者不在实验室提供的房间留取精液,还应告诉受检者如何转运精液标本。

(2)标本采集时间通常为禁欲 2～7 天。如果需要进行精浆 α-葡萄糖苷酶的检测,禁欲时间应为 4～7 天,因为禁欲 2～3 天留取的精液所测精浆 α-葡萄糖苷酶水平(34.04 U/mL±11.22 U/mL)明显低于禁欲 4～7 天(47.25 U/mL±

17.54 U/mL)留取的精液标本。如果仅仅是为了观察受检者精液中有无精子，禁欲时间没有严格的限制。

(3)标本的采集最好在实验室提供的房间内单独进行。如果在实验室提供的房间内留取标本确实有困难，可以允许受检者在家里或宾馆里留取精液标本，但必须向受检者强调以下几点：①不可用避孕套留取，因为普通的乳胶避孕套可影响精子的存活；②不可用夫妇射精中断法，因为这很容易丢失部分精液或受到阴道分泌物的污染，尤其是初始部分的精液所含精子浓度最高；③在运送到实验室的过程中，标本应避免过冷或过热，尤其冬天，标本通常置于内衣口袋里送检；④在采集标本后1小时内送到实验室，否则精液液化时间难以观察。

(4)应用手淫法留取精液，射入一洁净、干燥、广口的玻璃或塑料容器中，留取后置于35～37 ℃水浴箱中液化。如果需要进行精液培养，或精液标本用于宫腔内授精或体外授精时，受检者应先排尿，然后洗净双手和消毒阴茎，手淫后将精液射于一无菌容器中。标本容器应该保持在20～37 ℃环境中，以避免精子射入容器后，由于大的温度变化对精子产生影响。留取精液的容器应保证对精子活力没有影响，对于难以确定有无影响的初次使用的留样容器，应先进行比对试验后再用于临床；留样容器应能使阴茎头前端放入，又不会触及容器底部，以保证精液不会射至容器外，又不会黏附在阴茎头表面；留样容器应配备盖子，以免置于水浴箱中等待液化过程中水蒸气滴入样本中。另外，留取精液必须采集完整。

(5)采样容器上必须标明受检者姓名、采集时间、禁欲时间以及样本采集是否完整。如果使用了某些药物或有发热、某些特殊病史，应同时注明。每一个标本应有一个独一无二的编号。

(6)受检者最初的精液检测正常，可不必再次检测。如果首次精液检测结果异常，应再次留取精液标本供分析，2次精液标本采集的间隔时间通常为7～21天。如果需要多次采集标本，每次禁欲天数均应尽可能一致。

(7)精液采集方法以手淫法为标准采集方法，其可真实反映精液标本的状况，保证精液检查的准确性；有些受检者如脊髓损伤患者不能用手淫法取出精液，可用电动按摩器刺激阴茎头部及系带处，以帮助获得精液标本。以往也有用体外排精法和避孕套法采集精液的，但由于体外排精法可能会丢失精子浓度最高的前段精液，以及受女性生殖道内酸性分泌物的影响，故精液检查结果的准确性会受影响；避孕套采集精液法更是不可取，因为避孕套内表面有杀精剂，可影响精子活动率和存活率的分析，而且精液黏附在避孕套上不易收集完全。

（8）实验室技术人员应注意自身安全防护。精液标本应视为生物危险品，其可能含有有害的感染物质，如致病菌、HIV 病毒、肝炎病毒、单纯疱疹病毒等。实验室技术人员必须穿上实验室外罩，使用一次性手套，并严格警惕被精液污染的锐利器械的意外伤害，避免开放性皮肤伤口接触精液。常规洗手，在实验室内决不允许饮食、吸烟、化妆、储存食物等。

（二）前列腺液的采集

前列腺液的采集一般由临床医师进行。即令患者排尿后，取胸膝卧位，手指从前列腺两侧向正中按摩，再沿正中方向，向尿道外挤压，如此重复数次，再挤压会阴部尿道，即可见有白色黏稠性的液体自尿道口流出。用载玻片或小试管承接标本，及时送检，如果需要进行前列腺液培养，则需进行无菌操作，即必须严格消毒外阴后，使用无菌容器接取标本。值得注意的是，患生殖系统结核的患者不适合做前列腺按摩，以防结核扩散；由于前列腺有许多小房，按摩时不一定把炎症部分挤出，故前列腺液检测常需重复进行。

三、女性生殖疾病相关的标本采集

（一）阴道分泌物的采集

标本的采集质量直接影响检验结果。女性生殖系统感染性疾病，尤其是下生殖道感染的检验诊断，阴道分泌物、宫颈分泌物是最常用的检验标本。为了真实反映阴道分泌物的性状，有利于检验诊断，取材前 24 小时应禁止性交、盆浴、阴道灌洗、阴道检查及局部上药等，以免影响检查结果。同时根据临床表现的不同，取材所用器材、取材的部位也会有所侧重。一般用阴道分泌物湿片检查，分泌物应取自阴道上、中 1/3 侧壁。可将分泌物直接做 pH 测定，或将分泌物分别置于滴有生理盐水（检查滴虫）和 10％KOH（检查酵母菌）的载玻片上做病原体检查。由于宫颈分泌物呈碱性，为了避免干扰 pH 测定，应避免取材时混入较多的宫颈黏液。由于滴虫在冷环境下活动减弱，不利于观察，冬季低温天气用阴道分泌物进行滴虫检验时应注意标本保温，同时取材时也应避免窥器润滑剂对滴虫检测的影响。

阴道分泌物湿片检查的标本采集可用普通的消毒棉签，也可用涤纶女性专用拭子；若用于病原体培养的取材则需要不具有抑菌作用的灭菌拭子；若用于宫颈 HPV-DNA 测定常用特制三角形毛刷，以获取较多的细胞，便于检测。

（二）生殖内分泌激素测定时血液的采集

激素测定的准确与否是实验室的事，但是实验室要发出准确的报告必须结合临床信息对测定出的结果进行合理性的分析,医师要分析一个结果也要结合临床表现,因此检验送检单与报告单上的信息一定要准确。

1.年龄

患者的年龄是判断性激素、促性腺激素是否正常的重要依据。青春期前性激素、促性腺激素均处低水平,低于正常生育年龄的男女。女性更年期后性激素明显降低,而促性腺激素(LH、FSH)在 50～65 岁持续高于 40 U/L,而 65 岁以后随着垂体的衰老,LH、FSH 值逐渐下降,在 80 岁后只有很低水平的 FSH、LH 了。因此,在测定激素采样时一定要获取准确的患者年龄信息,如果年龄错误,将生育年龄误作绝经年龄,出现高促性腺激素结果的时候会误作正常生理现象。

2.周期

月经周期是判断女性性腺轴激素是否正常时需考虑的问题。观察卵巢储备功能要在月经的第 3 天采血;如要考察是否排卵,应在月经中期测定 LH 峰值;观察黄体功能应在经前 1 周左右采血;对月经不规则又想通过激素测定了解是否有排卵者可间隔 2 周,采血 2 次测定孕酮等;采血时间必须考虑月经周期中激素的周期性变化。女性性激素、促性腺激素测定的检验单上必须有末次月经时间、采样时间等,以备分析结果时参考。

3.其他注意事项

(1)激素测定的采血虽然并不强调必须空腹,但由于目前用于激素测定的方法均为免疫学方法,高血脂、溶血等均有可能对结果造成影响,因此应予以避免。

(2)激素测定常用血清,血清应及时分离,部分激素在全血中易分解。采用具有促凝剂真空采血器时应注意促凝剂对激素测定结果的影响,必要时要与无促凝剂的采血器做对照试验。

第二章

红细胞检验

第一节 红细胞形态学检验

不同病因作用于红细胞发育成熟过程的不同阶段,可致红细胞发生相应病理变化及形态学改变(大小、形状、染色及结构)。红细胞形态学检查结合 RBC、Hb 和 Hct 及其他参数综合分析,可为贫血等疾病诊断和鉴别诊断提供进一步检查线索。

一、检验原理

外周血涂片经瑞特-吉姆萨染色后,不同形态红细胞可显示各自形态学特点。选择红细胞分布均匀、染色良好、排列紧密但不重叠的区域,在显微镜下观察红细胞形态。

二、操作步骤

(1)采血、制备血涂片与染色。

(2)低倍镜观察:观察血涂片细胞分布和染色情况,找到红细胞分布均匀、染色效果好、排列紧密,但不重叠区域(一般在血涂片体尾交界处),转油镜观察。

(3)油镜观察:仔细观察红细胞形态(大小、形状、染色及结构)是否异常,同时浏览全片是否存在其他异常细胞或寄生虫。

三、方法评价

显微镜检查可直观识别红细胞形态,发现红细胞形态病理变化,目前仍无仪器可完全取代,也是仪器校准和检测复核方法。

四、质量管理

（1）血涂片制备及染色：应保证血涂片制备和染色效果良好。操作引起的常见红细胞形态异常的人为因素如下。①涂片不当：可形成棘形红细胞、皱缩红细胞、红细胞缗钱状排列；②玻片有油脂：可见口形红细胞；③EDTA抗凝剂浓度过高或血液长时间放置：可形成锯齿状红细胞；④涂片干燥过慢或固定液混有少许水分：可形成面包圈形、口形、靶形红细胞；⑤涂片末端附近：可形成与长轴方向一致假椭圆形红细胞；⑥染色不当：可形成嗜多色性红细胞。

（2）检验人员：必须有能力、有资格能识别血液细胞形态。

（3）油镜观察：应注意浏览全片，尤其是血涂片边缘，观察是否存在其他异常细胞。

五、临床应用

（一）参考范围

正常成熟红细胞形态呈双凹圆盘状，大小均一，平均直径 7.2 μm(6.7～7.7 μm)；瑞特-吉姆萨染色为淡粉红色，呈正色素性；向心性淡染，中央 1/3 为生理性淡染区；胞质内无异常结构；无核；可见少量变形或破碎红细胞。

（二）临床意义

正常形态红细胞（图 2-1）：除了见于健康人，也可见于急性失血性贫血、部分再生障碍性贫血（aplastic anemia，AA）。

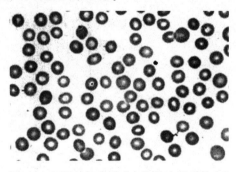

图 2-1 正常红细胞形态（瑞特-吉姆萨染色）

形态异常红细胞：如发现数量较多形态异常红细胞，在排除人为因素后，提示为病理改变。红细胞形态异常可分为大小、形状、染色（血红蛋白）、结构和排列等五大类。

1.红细胞大小异常

(1)小红细胞:指直径＜6 μm 红细胞,出现较多染色浅、淡染区扩大的小红细胞(图 2-2),提示血红蛋白合成障碍。见于缺铁性贫血(iron deficiency anemia,IDA)、珠蛋白生成障碍性贫血。遗传性球形红细胞增多症(hereditary spherocytosis,HS)的小红细胞内血红蛋白充盈度良好,甚至深染,中心淡染区消失。长期慢性感染性贫血为单纯小细胞性,即红细胞体积偏小,无淡染区扩大(小细胞正色素红细胞)。

(2)大红细胞:指直径大于 10 μm 红细胞(图 2-3),呈圆形(圆形大红细胞)或卵圆形(卵圆形大红细胞)。见于叶酸、维生素 B$_{12}$ 缺乏所致巨幼细胞贫血(megaloblastic anemia,MA),为幼红细胞内 DNA 合成不足,不能按时分裂,脱核后形成大成熟的红细胞。也可见于溶血性贫血(hemolytic anemia,HA)和骨髓增生异常综合征(myelodysplastic syndrome,MDS)等。

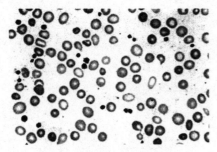
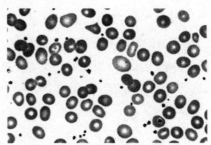

图 2-2　小细胞低色素红细胞　　　　图 2-3　大红细胞和红细胞大小不均

(3)巨红细胞:指直径＞15 μm 的红细胞(图 2-4)。见于 MA、MDS 血细胞发育不良时,后者甚至可见直径＞20 μm 超巨红细胞。

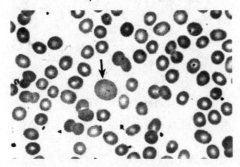

图 2-4　巨红细胞

(4)红细胞大小不均:指同一血涂片上红细胞之间直径相差 1 倍以上,由红细胞体积分布宽度(RDW)反映。见于贫血,MA 时尤为明显,与骨髓造血功能紊乱或造血监控功能减弱有关。

2.红细胞形状异常

(1)球形红细胞:红细胞直径<6 μm,厚度>2.6 μm,小球形,着色深,无中心淡染区,直径与厚度之比(正常为 3.4∶1)可减少至 2.4∶1 或更小(图 2-5),与红细胞膜结构异常致膜部分丢失有关,此类红细胞易于被破坏或溶解。见于遗传性球形红细胞增多症(常大于 20%)、自身免疫性溶血性贫血和新生儿溶血病等。

(2)椭圆形红细胞:也称卵圆形红细胞,红细胞呈椭圆形、杆形或卵圆形,长度可大于宽度3倍,可达5∶1(图 2-6),形成与膜基因异常致细胞膜骨架蛋白异常有关,且只有成熟后才呈椭圆形,因此,仅在外周血见到,正常人外周血约占1%。见于遗传性椭圆形红细胞增多症(hereditary elliptocytosis,HE)(常大于25%,甚至达 75%)和巨幼细胞贫血(可达 25%)。

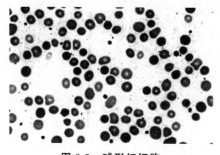 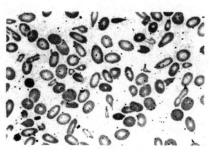

图 2-5　球形红细胞　　　　　　图 2-6　椭圆形红细胞

(3)泪滴形红细胞:红细胞泪滴样或梨状(图 2-7),可能因细胞内含 Heinz 小体或包涵体,或红细胞膜某一点被粘连而拉长,或制片不当所致。正常人偶见。见于骨髓纤维化、溶血性贫血和珠蛋白生成障碍性贫血等。

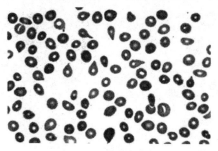

图 2-7　泪滴形红细胞

(4)口形红细胞:红细胞中心苍白区呈张口形(图 2-8),因膜异常使 Na^+ 通透性增加,细胞膜变硬,细胞脆性增加,生存时间缩短。正常人偶见(小于 4%)。见于遗传性口形红细胞增多症(hereditary stomatocytosis,HST)(常大于

10％)、小儿消化系统疾病所致的贫血、急性酒精中毒、某些溶血性贫血和肝病等；也可见于涂片不当，如血涂片干燥缓慢、玻片有油脂等。

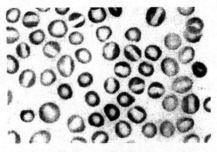

图 2-8　口形红细胞

(5)镰状红细胞：红细胞呈镰刀状、线条状或呈"L""S""V"形等(图 2-9)，可能为缺氧使红细胞内 HbS 溶解度降低，形成长形或尖形结晶体，使胞膜变形。见于镰状红细胞病。血涂片中出现可能是脾、骨髓或其他脏器毛细血管缺氧所致。在新鲜血液内加入还原剂，如偏亚硫酸钠，然后制作涂片有利于镰状红细胞检查。

(6)靶形红细胞：比正常红细胞稍大且薄，中心染色较深，外围苍白，边缘又深染，呈靶状(图 2-10)。有的红细胞边缘深染区向中央延伸或相连成半岛状或柄状，形成不典型靶形红细胞。可能与红细胞内血红蛋白组合、结构变异及含量不足、分布不均有关，其生存时间仅为正常红细胞的 1/2 或更短。见于珠蛋白生成障碍性贫血(常大于 20％)、严重缺铁性贫血、某些血红蛋白病、肝病、阻塞性黄疸和脾切除后，也可见于血涂片制作后未及时干燥固定、EDTA 抗凝过量等。

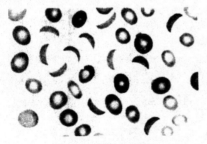

图 2-9　镰状红细胞

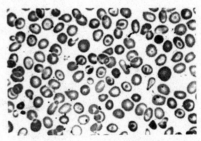

图 2-10　靶形红细胞

(7)棘形红细胞：红细胞表面有多个不规则针状或指状突起，突起长宽不一、外端钝圆、间距不等(图 2-11)。见于遗传性或获得性无 β-脂蛋白血症(可达 70%～80%)、脾切除后、酒精中毒性肝病、神经性厌食和甲状腺功能减退症等。

(8)刺红细胞:也称锯齿形红细胞,红细胞表面呈钝锯齿状,突起排列均匀、大小一致、外端较尖(图 2-12)。见于制片不当、高渗和红细胞内低钾等,也可见于尿毒症、丙酮酸激酶缺乏症、胃癌和出血性溃疡。

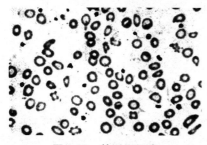
图 2-11　棘形红细胞

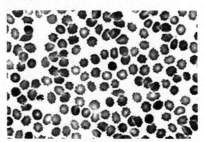
图 2-12　刺红细胞

(9)裂红细胞:也称为红细胞碎片或破碎红细胞。指红细胞大小不一,外形不规则,可呈盔形、三角形、扭转形(图 2-13),为红细胞通过管腔狭小的微血管所致。正常人血片中小于 2%。见于弥散性血管内凝血、创伤性心源性溶血性贫血、肾功能不全、微血管病性溶血性贫血、血栓性血小板减少性紫癜、严重烧伤和肾移植排斥时。

(10)红细胞形态不整:指红细胞形态发生无规律变化,出现各种不规则的形状,如豆状、梨形、蝌蚪状、麦粒状和棍棒形等(图 2-14),可能与化学因素(如磷脂酰胆碱、胆固醇和丙氨酸)或物理因素有关。见于某些感染、严重贫血,尤其是 MA。

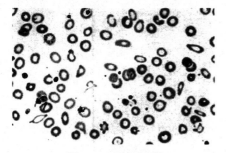
图 2-13　裂红细胞

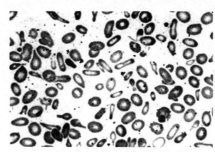
图 2-14　红细胞形态不整

3.红细胞染色异常

(1)低色素性:红细胞生理性中心淡染区扩大,染色淡薄,为正细胞低色素红细胞或小细胞低色素红细胞,甚至仅细胞周边着色为环形红细胞(图 2-15),提示红细胞血红蛋白含量明显减少。见于缺铁性贫血、珠蛋白生成障碍性贫血、铁粒幼细胞性贫血(sideroblastic anemia,SA)和某些血红蛋白病等。

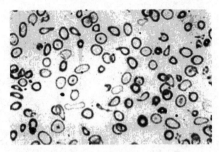

图 2-15　低色素性红细胞

(2)高色素性:红细胞生理性中心淡染区消失,整个细胞染成红色,胞体大(图 2-16),提示红细胞血红蛋白含量增高,故 MCH 增高,见于 MA 和遗传性球形红细胞增多症。球形红细胞因厚度增加,也可呈高色素,其胞体小,故 MCH 不增高。

(3)嗜多色性:红细胞淡灰蓝色或灰红色,胞体偏大,属尚未完全成熟红细胞(图 2-17),因胞质内尚存少量嗜碱性物质 RNA,又有血红蛋白,故嗜多色性。正常人血片中为 0.5%～1.5%。见于骨髓红细胞造血功能活跃时,如溶血性贫血和急性失血。

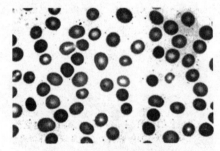 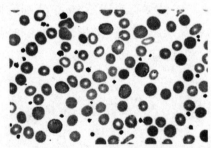

图 2-16　高色素性红细胞　　　　　图 2-17　嗜多色性红细胞

(4)双相形红细胞:又称双形性红细胞。指同一血涂片上红细胞着色不一,出现 2 种或 2 种以上染色不一致红细胞,如同时出现小细胞低色素、正细胞正色素或大细胞高色素红细胞等,为血红蛋白充盈度偏离较大所致。见于铁粒幼细胞性贫血、输血后、营养性贫血、骨髓增生异常综合征。可通过血红蛋白分布宽度(hemoglobin distribution width,HDW)反映出来。

4.红细胞内出现异常结构

(1)嗜碱点彩红细胞:简称点彩红细胞(图 2-18),指在瑞特-吉姆萨染色条件下,红细胞胞质内出现大小形态不一、数量不等蓝色颗粒(变性核糖核酸)。其形成原因如下:①重金属损伤细胞膜使嗜碱性物质凝集;②嗜碱性物质变性;③某些原因致血红蛋白合成过程中原卟啉与亚铁结合受阻。正常人甚少见(约 1/10 000)。见于铅中毒,为筛检指标;常作为慢性重金属中毒指标;也可见于贫血,表示骨髓造血功能旺盛。

(2)豪-乔小体(Howell-Jolly body):又称染色质小体(图 2-19),指红细胞胞质内含有 1 个或多个直径为 1~2 μm 暗紫红色圆形小体,可能为核碎裂或溶解后残余部分。见于脾切除后、无脾症、脾萎缩、脾功能低下、红白血病和某些贫血,尤其是 MA。

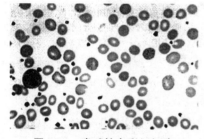

图 2-18 嗜碱性点彩红细胞

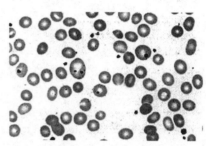

图 2-19 豪焦小体

(3)卡伯特环(Cabot ring):指红细胞胞质中含紫红色细线圈状结构,环形或"8"字形(图 2-20),可能为:①核膜残余物,表示核分裂异常;②纺锤体残余物;③胞质中脂蛋白变性,多出现在嗜多色性或嗜碱性点彩红细胞中,常伴豪-乔小体。见于白血病、MA、铅中毒和脾切除后。

(4)帕彭海姆小体(Pappenheimer body):指红细胞内铁颗粒,在瑞特-吉姆萨染色下呈蓝黑色颗粒,直径<1 μm。见于脾切除后和骨髓铁负荷过度等。

(5)寄生虫:感染疟原虫、微丝蚴、巴贝球虫和锥虫时,红细胞胞质内可见相应病原体(图 2-21)。

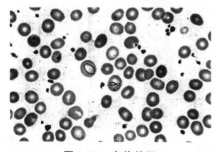

图 2-20 卡伯特环

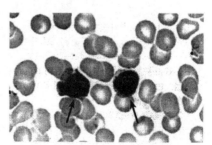

图 2-21 红细胞内疟原虫

5.红细胞排列异常

(1)缗钱状红细胞:当血浆中纤维蛋白原、球蛋白含量增高时,红细胞表面负电荷减低,红细胞间排斥力削弱,红细胞互相连接呈缗钱状(图2-22)。见于多发性骨髓瘤等。

(2)红细胞凝集:红细胞出现聚集或凝集现象(图2-23)。见于冷凝集素综合征和自身免疫性溶血性贫血等。

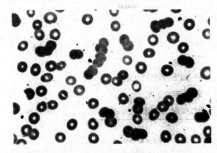 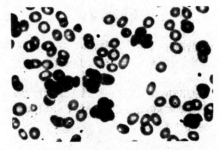

图 2-22　缗钱状红细胞　　　　　　　　图 2-23　红细胞凝集

6.有核红细胞(nucleated erythrocyte,nucleated red blood cell,NRBC)

有核红细胞指血涂片中出现有核红细胞(图2-24)。正常时,出生1周内新生儿外周血可见少量有核红细胞。如成年人出现,为病理现象,见于溶血性贫血(因骨髓红系代偿性增生和提前释放所致)、造血系统恶性肿瘤(如急、慢性白血病)或骨髓转移癌(因骨髓大量异常细胞排挤释放增多所致)、骨髓纤维化(因髓外造血所致)和脾切除后(因滤血监视功能丧失所致)。血涂片检查有助于发现和诊断疾病(表2-1)。

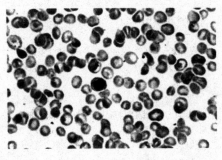

图 2-24　有核红细胞

表 2-1　血涂片检查有助于发现和诊断的疾病

血涂片发现	疾病
球形红细胞、多色素红细胞、红细胞凝集、吞噬红细胞增多	免疫性溶血性贫血

续表

血涂片发现	疾病
球形红细胞、多色素红细胞	遗传性球形红细胞增多症
椭圆形红细胞	遗传性椭圆形红细胞增多症
卵圆形红细胞	遗传性卵圆形红细胞增多症
靶形红细胞、球形红细胞	血红蛋白 C 病
镰状红细胞	血红蛋白 S 病
靶形红细胞、镰状红细胞	血红蛋白 SC 病
小红细胞、靶形红细胞、泪滴状红细胞、嗜碱点彩红细胞、其他异形红细胞	轻型珠蛋白生成障碍性贫血（地中海贫血）
小红细胞、靶形红细胞、嗜碱点彩红细胞、泪滴状红细胞、其他异形红细胞	重型珠蛋白生成障碍性贫血（地中海贫血）
小红细胞、低色素红细胞、无嗜碱点彩红细胞	缺铁性贫血
嗜碱点彩红细胞	铅中毒
大红细胞、卵圆形大红细胞、中性粒细胞分叶过多	叶酸或 B_{12} 缺乏症

第二节　红细胞计数检测

红细胞计数是测定单位容积血液中红细胞数量，是血液一般检验基本项目之一。检验方法有显微镜计数法和血液分析仪法，本节介绍显微镜计数法。

一、检测原理

采用红细胞稀释液将血液稀释后，充入改良牛鲍计数板，在高倍镜下计数中间大方格内四角及中央共 5 个中方格内红细胞数，再换算成单位体积血液中红细胞数。

红细胞计数常用稀释液有 3 种，其组成及作用见表 2-2。

二、操作步骤

显微镜计数法。①准备稀释液：在试管中加入红细胞稀释液；②采血和加血：准确采集末梢血或吸取新鲜静脉抗凝血加至稀释液中，立即混匀；③充池：准备计数板、充分混匀红细胞悬液、充池、室温静置一定时间待细胞下沉；④计数：

高倍镜下计数中间大方格内四角及中央中方格内红细胞总数;⑤计算:换算成单位体积血液中红细胞数。

表 2-2　红细胞稀释液组成及作用

稀释液	组成	作用	备注
Hayem 液	氯化钠,硫酸钠,氯化汞	维持等渗,提高比密,防止细胞粘连,防腐	高球蛋白血症时,易造成蛋白质沉淀而使红细胞凝集
甲醛枸橼酸钠盐水	氯化钠,枸橼酸钠,甲醛	维持等渗,抗凝,固定红细胞和防腐	
枸橼酸钠盐水	31.3 g/L 枸橼酸钠		遇自身凝集素高者,可使凝集的红细胞分散

三、方法评价

显微镜红细胞计数法是传统方法,设备简单,试剂易得,费用低廉,适用于基层医疗单位和分散检测;缺点是操作费时,受器材质量、细胞分布及检验人员水平等因素影响,质量不易控制,精密度低于仪器法,不适用于临床大批量标本筛查。在严格规范操作条件下,显微镜红细胞计数是参考方法,用于血液分析仪的校准、质量控制和异常检测结果复核。

四、质量管理

(一)检验前管理

(1)器材:必须清洁、干燥。真空采血系统、血细胞计数板、专用盖玻片、微量吸管及玻璃刻度吸管等规格应符合要求或经过校正。

(2)生理因素:红细胞计数一天内变化为 4%,同一天上午 7 时最高,日间变化为 5.8%,月间变化为 5.0%。

(3)患者体位及状态:直立体位换成坐位 15 分钟后采血,较仰卧位 15 分钟后采血高 5%～15%;剧烈运动后立即采血可使红细胞计数值增高 10%。

(4)采血:应规范、顺利、准确,否则应重新采血。毛细血管血采集部位不得有水肿、发绀、冻疮或炎症;采血应迅速,以免血液出现小凝块致细胞减少或分布不均;针刺深度应适当(2～3 mm);不能过度挤压,以免混入组织液。静脉采血时静脉压迫应小于 1 分钟,超过 2 分钟可使细胞计数值平均增高 10%。

(5)抗凝剂:采用 EDTA-K_2 作为抗凝剂,其浓度为 3.7～5.4 μmol/mL 血或 1.5～2.2 mg/mL 血,血和抗凝剂量及比例应准确并充分混匀。标本应在采集后

4 小时内检测完毕。

(6)红细胞稀释液:应等渗、新鲜、无杂质微粒(应过滤),吸取量应准确。

(7)WHO 规定,如标本储存在冰箱内,检测前必须平衡至室温,并至少用手颠倒混匀 20 次。

(8)为避免稀释溶血和液体挥发浓缩,血液稀释后应在 1 小时内计数完毕。

(二)检验中管理

1.操作因素

(1)计数板使用:WHO 推荐以"推式"法加盖玻片,以保证充液体积高度为 0.10 mm。

(2)充池:充池前应充分混匀细胞悬液,可适当用力振荡,但应防止气泡产生及剧烈振荡破坏红细胞;必须一次性充满计数室(以充满但不超过计数室台面与盖玻片之间的矩形边缘为宜),不能断续充液、满溢、不足或产生气泡,充池后不能移动或触碰盖玻片。

(3)计数域:血细胞在充入计数室后呈随机分布或泊松分布,由此造成计数误差称为计数域误差,是每次充池后血细胞在计数室内分布不可能完全相同所致,属于偶然误差。扩大血细胞计数范围或数量可缩小这种误差。根据下述公式推断,欲将红细胞计数误差(CV)控制在 5% 以内,至少需要计数 400 个红细胞。

(4)计数:应逐格计数,按一定方向进行,对压线细胞应遵循"数上不数下、数左不数右"原则。

(5)红细胞在计数池中如分布不均,每个中方格之间相差超过 20 个,应重新充池计数。在参考范围内,2 次红细胞计数相差不得>5%。

$$CV = \frac{s}{m} \times 100\% = \frac{1}{\sqrt{m}} \times 100\%$$

式中,s:标准差,m:红细胞多次计数的均值。

2.标本因素

(1)白细胞数量:WBC 在参考范围时,仅为红细胞的 1/1 000～1/500,对红细胞数量影响可忽略,但 WBC>100×10⁹/L 时,应校正计数结果:实际 RBC＝计数 RBC－WBC;或在高倍镜下计数时,不计白细胞(白细胞体积较成熟红细胞大,中央无凹陷,可隐约见到细胞核,无草黄色折光)。

(2)有核红细胞或网织红细胞:增生性贫血时,有核红细胞增多或网织红细胞提前大量释放时,可干扰红细胞计数。

（3）冷凝集素：可使红细胞凝集，造成红细胞计数假性减低。

3.室内质量控制（IQC）及室间质量评价（EQA）

血细胞显微镜计数法尚缺乏公认或成熟质量评价与考核方法，是根据误差理论设计的评价方法。

（1）双份计数标准差评价法：采用至少 10 个标本，每个均作双份计数，由每个标本双份计数之差计算标准差，差值如未超出 2 倍差值标准差范围，则认为结果可靠。

（2）国际通用评价法：可参考美国 1988 年临床实验室改进修正案（CLIA88）能力验证计划的允许总误差进行评价，通过计算靶值偏倚情况进行血细胞计数质量评价：质量标准＝靶值±允许总误差。允许总误差可以是百分数、固定值、组标准差（s）倍数。红细胞计数允许误差标准是计数结果在靶值±6％以内。

五、临床应用

（一）红细胞增多

（1）严重呕吐、腹泻、大面积烧伤及晚期消化道肿瘤患者。多为脱水血浓缩使血液中的有形成分相对地增多所致。

（2）心肺疾病：先天性心脏病、慢性肺脏疾病及慢性一氧化碳中毒等。因缺氧必须借助大量红细胞来维持供氧需要。

（3）干细胞疾病：真性红细胞增多症。

（二）红细胞减少

（1）急性或慢性失血。

（2）红细胞遭受物理、化学或生物因素破坏。

（3）缺乏造血因素、造血障碍和造血组织损伤。

（4）各种原因的血管内或血管外溶血。

第三节　网织红细胞计数检测

网织红细胞（reticulocyte，Ret，RET）是介于晚幼红细胞和成熟红细胞之间的尚未完全成熟的红细胞，因胞质中残留一定量的嗜碱性物质核糖核酸

（RNA），经新亚甲蓝或煌焦油蓝等碱性染料活体染色后，RNA 凝聚呈蓝黑色或蓝紫色颗粒，颗粒多时可连成线状或网状结构（图 2-25）。RET 在骨髓停留一段时间后释放入血，整个成熟时间约 48 小时。RET 较成熟红细胞大，直径为 8.0～9.5 μm。随着红细胞发育成熟，RNA 逐渐减少至消失；RET 网状结构越多，表示细胞越幼稚。ICSH 据此将其分为 Ⅰ～Ⅳ 型（表 2-3）。

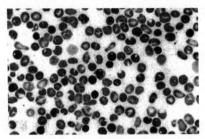

图 2-25　网织红细胞

表 2-3　网织红细胞分型及特征

分型	形态特征	正常存在部位
Ⅰ 型（丝球型）	RNA 呈线团样几乎充满红细胞	仅存在骨髓中
Ⅱ 型（网型或花冠型）	RNA 呈松散的线团样或网状	大量存在骨髓中，外周血很难见
Ⅲ 型（破网型）	网状结构少，呈断线状或不规则枝状连接或排列	主要存在骨髓中，外周血可见少量
Ⅳ 型（颗粒型或点粒型）	RNA 呈分散的颗粒状或短丝状	主要存在外周血中

一、检测原理

RET 检测方法有显微镜法、流式细胞术法和血液分析仪法。

（一）显微镜法

活体染料的碱性基团（带正电荷）可与网织红细胞嗜碱性物质 RNA 的磷酸基（带负电荷）结合，使 RNA 间负电荷减少而发生凝缩，形成蓝色颗粒状、线状甚至网状结构。在油镜下计数一定量红细胞中 RET 数，换算成百分率。如同时做 RBC 计数，则可计算出 RET 绝对值。

显微镜法 RET 活体染色染料有灿烂煌焦油蓝（brilliant cresyl blue，又称灿烂甲酚蓝）、新亚甲蓝（new methylene blue，又称新次甲基蓝）和中性红等，其评价见表 2-4。

表 2-4　显微镜法 RET 活体染色染料评价

染料	评价
煌焦油蓝	普遍应用,溶解度低,易形成沉渣附着于红细胞表面,影响计数;易受海因茨小体和 HbH 包涵体干扰
新亚甲蓝	对 RNA 着色强且稳定,Hb 几乎不着色,利于计数。WHO 推荐使用
中性红	浓度低、背景清晰,网织颗粒鲜明,不受海因茨小体和 HbH 包涵体干扰

(二)流式细胞术(flow cytometry,FCM)法

RET 内 RNA 与碱性荧光染料(如派洛宁 Y、吖啶橙、噻唑橙等)结合后,用流式细胞仪或专用自动网织红细胞计数仪进行荧光细胞(RET)计数,同时报告 RET 绝对值。仪器还可根据荧光强度(RNA 含量)将 RET 分为强荧光强度(HFR)、中荧光强度(MFR)和弱荧光强度(LFR),计算出 RET 成熟指数(reticulocyte maturation index,RMI)。

$$RMI\% = \frac{HFR + MFR}{LFR} \times 100$$

二、操作步骤

显微镜法(试管法)。①加染液:在试管内加入染液数滴。②加血染色:加入新鲜全血数滴,立即混匀,室温放置一定时间(CLSI 推荐 3~10 分钟)。③制备涂片:取混匀染色血滴制成薄片,自然干燥。④观察:低倍镜下观察并选择红细胞分布均匀、染色效果好的部位。⑤计数:常规法,油镜下计数至少 1 000 红细胞数量中 RET 数;Miller 窥盘法,将 Miller 窥盘置于目镜内,分别计数窥盘小方格(A 区)内成熟红细胞数和大格内(B 区)RET 数。⑥计算算式如下:

$$常规法:RET\% = \frac{计数 1\,000 个成熟红细胞中网织红细胞数}{1\,000} \times 100$$

$$Miller\,窥盘法:RET\% = \frac{大方格内网织红细胞数}{小方格内红细胞数 \times 9} \times 100$$

$$RET\,绝对值(个/L) = \frac{红细胞数}{L} \times RET(\%)$$

三、方法评价

网织红细胞计数的方法评价见表 2-5。

表 2-5　网织红细胞计数方法评价

方法	优点	缺点
显微镜法	操作简便、成本低、形态直观。试管法重复性较好、易复查,为参考方法。建议淘汰玻片法	影响因素多、重复性差、操作烦琐
流式细胞术法	灵敏度、精密度高,适合批量检测	仪器贵、成本高,成熟红细胞易被污染而影响结果
血液分析仪法	灵敏度、精密度高,易标准化,参数多,适合批量检测	影响因素多,豪-乔小体、有核红细胞、镰状红细胞、巨大血小板、寄生虫等可致结果假性增高

四、质量管理

(一)检验前管理

1.染液

煌焦油蓝染液最佳浓度为 1%,在 100 mL 染液中加入 0.4 g 柠檬酸三钠,效果更好。应储存于棕色瓶,临用前过滤。WHO 推荐使用含 1.6% 草酸钾的 0.5% 新亚甲蓝染液。

2.标本因素

因 RET 在体外可继续成熟使数量逐渐减少,因此,标本采集后应及时处理。

3.器材和标本采集等要求

同红细胞计数。

(二)检验中管理

1.操作因素

(1)染色时间:室温低于 25 ℃时应适当延长染色时间或放置 37 ℃温箱内染色8~10分钟。标本染色后应及时检测,避免染料吸附增多致 RET 计数增高。

(2)染液与血液比例以 1:1 为宜,严重贫血者可适当增加血液量。

(3)使用 Miller 窥盘(ICSH 推荐):以缩小分布误差,提高计数精密度、准确度和速度。

(4)计数 RBC 数量:为控制 CV 为 10%,ICSH 建议根据 RET 数量确定所应计数 RBC 数量(表 2-6)。

(5)CLSI 规定计数时应遵循"边缘原则",即数上不数下、数左不数右。如忽视此原则对同一样本计数时,常规法计数结果可比窥盘法高 30%。

表 2-6　ICSH：RET 计数 CV＝10％时需镜检计数 RBC 数量

RET(%)	计数 Miller 窥盘小方格内 RBC 数量	相当于缩视野法计数 RBC 数量
1～2	1 000	9 000
3～5	500	4 500
6～10	200	1 800
11～20	100	900

2.标本因素

(1)ICSH 和 NCCLS 规定：以新亚甲蓝染液染色后，胞质内凡含有 2 个以上网织颗粒的无核红细胞计为 RET。

(2)注意与非特异干扰物鉴别：RET 为点状或网状结构，分布不均；HbH 包涵体为圆形小体，均匀散布在整个红细胞中，一般在孵育 10～60 分钟后出现；豪-乔小体为规则、淡蓝色小体；海因茨小体为不规则突起状、淡蓝色小体。

3.质控物

目前，多采用富含 RET 抗凝脐带血制备的质控品，通过定期考核检验人员对 RET 辨认水平进行 RET 手工法质量控制，但此法无法考核染色、制片等环节。CLSI 推荐 CPD 抗凝全血用于 RET 自动检测的质量控制物。

五、临床应用

(一)参考范围

参考范围见表 2-7。

表 2-7　网织红细胞参考范围

方法	人群	相对值(%)	绝对值(×10⁹/L)	LFR(%)	MFR(%)
手工法	成年人、儿童	0.5～1.5	24～84		
	新生儿	3.0～6.0			
FCM	成年人	0.7±0.5	43.6±19.0	78.8±6.6	18.7±5.1

(二)临床意义

外周血网织红细胞检测是反映骨髓红系造血功能的重要指标。临床应用主要如下。

1.评价骨髓增生能力与判断贫血类型

(1)增高：表示骨髓红细胞造血功能旺盛，见于各种增生性贫血，尤其是溶血性贫血，RET 可达 6％～8％或以上，急性溶血时可达 20％～50％或以上；红系无效造血时,骨髓红系增生活跃,外周血 RET 则正常或轻度增高。

(2)减低:见于各种再生障碍性贫血、单纯红细胞再生障碍性贫血等。RET <1% 或绝对值<15×10⁹/L 为急性再生障碍性贫血的诊断指标。

通常,骨髓释放入外周血 RET 主要为Ⅳ型,在血液中 24 小时后成为成熟红细胞。增生性贫血时,幼稚 RET 提早进入外周血,需 2～3 天后才成熟,即在血液停留时间延长,使 RET 计数结果高于实际水平,不能客观反映骨髓实际造血能力。因 RET 计数结果与贫血严重程度(Hct 水平)和 RET 成熟时间有关,采用网织红细胞生成指数(reticulocyte production index,RPI)可校正 RET 计数结果。

$$RPI = \frac{患者\ Hct}{正常\ Hct(0.45)} \times \frac{患者\ RET(\%)}{RET\ 成熟时间(d)}$$

HcT/RET 成熟时间(d)关系为:(0.39～0.45)/1,(0.34～0.38)/1.5,(0.24～0.33)/2.0,(0.15～0.23)/2.5 和<0.15/3.0。正常人 RPI 为 1;RPI<1 提示贫血为骨髓增生低下或红系成熟障碍所致;RPI >3 提示贫血为溶血或失血,骨髓代偿能力良好。

2.观察贫血疗效

缺铁性贫血或巨幼细胞贫血分别给予铁剂、维生素 B₁₂ 或叶酸治疗,2～3 天后 RET 开始增高,7～10 天达最高(10% 左右),表明治疗有效,骨髓造血功能良好。反之,表明治疗无效,提示骨髓造血功能障碍。EPO 治疗后 RET 也可增高达 2 倍之多,8～10 天后恢复正常。

3.放射治疗(以下简称放疗)、化学治疗(以下简称化疗)监测

放疗和化疗后造血恢复时,可见 RET 迅速、短暂增高。检测幼稚 RET 变化是监测骨髓恢复较敏感的指标,出现骨髓抑制时,HFR 和 MFR 首先降低,然后出现 RET 降低。停止放疗、化疗,如骨髓开始恢复造血功能,上述指标依次上升,可同时采用 RMI 监测,以适时调整治疗方案,避免造成骨髓严重抑制。

4.骨髓移植后监测骨髓造血功能恢复

骨髓移植后第 21 天,如 RET>15×10⁹/L,常表示无移植并发症。如 RET <15×10⁹/L 伴中性粒细胞和血小板增高,提示骨髓移植失败可能,此可作为反映骨髓移植功能良好指标,且不受感染影响。

第四节 血红蛋白检测

血红蛋白(hemoglobin,Hb,HGB)为成熟红细胞主要成分,在人体中幼、晚幼红细胞和网织红细胞中合成,由血红素(heme)和珠蛋白(globin)组成结合蛋白质,相对分子质量为64 458。每个Hb分子含有4条珠蛋白肽链,每条肽链结合1个亚铁血红素,形成具有四级空间结构四聚体。亚铁血红素无种属特异性,由Fe^{2+}和原卟啉组成。Fe^{2+}位于原卟啉中心,有6个配位键,其中4个分别与原卟啉分子中4个吡咯N原子结合,第5个与珠蛋白肽链的F肽段第8个氨基酸(组氨酸)的咪唑基结合,第6个配位键能可逆地与O_2和CO_2结合。当某些强氧化剂将血红蛋白Fe^{2+}氧化成Fe^{3+}时,则失去携氧能力。珠蛋白具有种属特异性,其合成与氨基酸排列受独立的基因编码控制。每个珠蛋白分子由2条α类链与2条非α类链组成,非α类链包括β、γ、δ、ε等。人类不同时期血红蛋白的种类、肽链组成和比例不同(表2-8)。

表2-8 不同时期血红蛋白种类、肽链组成和比例

时期	种类	肽链	比例
胚胎时期	血红蛋白Gower-1(Hb Gower-1)	$\xi_2\varepsilon_2$	
	血红蛋白Gower-2(Hb Gower-2)	$\alpha_2\xi_2$	
	血红蛋白Portland(Hb Portland)	$\xi_2\gamma_2$	
胎儿时期	胎儿血红蛋白(HbF)	$\alpha_2\gamma_2$	新生儿>70%,1岁后<2%
成人时期	血红蛋白A(HbA)	$\alpha_2\beta_2$	90%以上
	血红蛋白A2(HbA2)	$\alpha_2\delta_2$	2%~3%
	胎儿血红蛋白(HbF)	$\alpha_2\gamma_2$	<2%

血红蛋白在红细胞中以多种状态存在。生理条件下,99%Hb铁呈Fe^{2+}状态,称为还原血红蛋白(deoxyhemoglobin,reduced hemoglobin,Hbred);Fe^{2+}状态的Hb可与O_2结合,称为氧合血红蛋白(oxyhemoglobin,HbO_2);如果Fe^{2+}被氧化成Fe^{3+},称为高铁血红蛋白(methemoglobin,MHb,Hi)。如第6个配位键被CO占据,则形成碳氧血红蛋白(carboxyhemoglobin,HbCO),其比O_2的结合力高240倍;如被硫占据(在含苯肼和硫化氢的环境中)则形成硫化血红蛋白(sulfhemoglobin,SHb),这些统称为血红蛋白衍生物。

Hb 测定方法有多种,现多采用比色法,常用方法有氰化高铁血红蛋白(hemiglobincvanide,HiCN)测定法、十二烷基硫酸钠血红蛋白(sodium dodecyl sulfate hemoglobin,SDS-Hb)测定法、叠氮高铁血红蛋白(hemiglobin azide,HiN$_3$)测定法、碱羟高铁血红素(alkaline heamatindetergent,AHD$_{575}$)测定法和溴代十六烷基三甲胺(CTAB)血红蛋白测定法等。HiCN 测定法为目前最常用 Hb 测定方法,1966 年,国际血液学标准化委员会(International Council for Standardization in Haematology,ICSH)推荐其作为 Hb 测定标准方法。1978 年,国际临床化学联合会(International Federation of Clinical Chemistry,IFCC)和国际病理学会(International Academy of Pathology,IAP)联合发表的国际性文件中重申了 HiCN 法。HiCN 法也是 WHO 和 ICSH 推荐的 Hb 测定参考方法。本节重点介绍 HiCN 测定法。

一、检测原理

HiCN 法是在 HiCN 转化液中,红细胞被溶血剂破坏后,高铁氰化钾可将各种血红蛋白(SHb 除外)氧化为高铁血红蛋白(Hi),Hi 与氰化钾中 CN-结合生成棕红色氰化高铁血红蛋白(HiCN)。HiCN 最大吸收峰为 540 nm。在特定条件下,毫摩尔吸收系数为44 L/(mmol·cm),根据测得吸光度,利用毫摩尔吸收系数计算或根据 HiCN 参考液制作标准曲线,即可求得待测标本血红蛋白浓度。

HiCN 转化液有多种,较为经典的有都氏(Drabkin's)液和文-齐(van Kampen and Zijlstra)液。WHO 和我国卫生行业标准 WS/T341-2011《血红蛋白测定参考方法》推荐使用文-齐液。血红蛋白转化液成分与作用见表 2-9。

二、操作步骤

(一)直接测定法

(1)加转化液:在试管内加入 HiCN 转化液。

表 2-9　血红蛋白转化液成分与作用

稀释液	试剂成分	作用
都氏液	K$_3$Fe(CN)$_6$、KCN	形成 HiCN
	NaHCO$_3$	碱性,防止高球蛋白致标本浑浊
文-齐液	K$_3$Fe(CN)$_6$、KCN	形成 HiCN
	非离子型表面活性剂	溶解红细胞、游离 Hb,防止标本浑浊
	KH$_2$PO$_4$(无水)	维持 pH 值在 7.2±0.2,防止高球蛋白致标本浑浊

（2）采血与转化：取全血加入试管底部，与转化液充分混匀，静置一定时间。

（3）测定吸光度：用符合WHO标准的分光光度计，波长540 nm、光径1.000 cm，以HiCN试剂调零，测定标本吸光度。

（4）计算：换算成单位体积血液内血红蛋白浓度。

（二）参考液比色测定法

如无符合WHO标准分光光度计，则采用此法。

（1）按直接测定法（1）～（3）步骤测定标本吸光度。

（2）制作HiCN参考液标准曲线：将HiCN参考液倍比稀释成多种浓度的Hb液，按标本测定条件分别测定吸光度，绘制标准曲线。通过标准曲线查出待测标本Hb浓度。

三、方法评价

血红蛋白测定方法评价见表2-10。

表2-10　血红蛋白测定方法评价

方法	优点	缺点
HiCN	操作简便、快速，除SHb外均可被转化，显色稳定；试剂及参考品易保存，便于质量控制；已知吸收系数，为参考方法。测定波长540 nm	①KCN有剧毒；②高白细胞和高球蛋白可致浑浊；③HbCO转化慢
SDS-Hb	试剂无公害，操作简便，呈色稳定，准确度和精密度高，为次选方法。测定波长538 nm	①SDS-Hb消光系数未确定，标准曲线制备或仪器校正依赖HiCN法；②SDS质量差异性大；③SDS溶血性强，破坏白细胞，不适于溶血后同时计数WBC
HiN$_3$	显色快且稳定，准确度和精密度较高，试剂毒性低（为HiCN法的1/7）。测定波长542 nm	①HbCO转化慢；②试剂有毒
AHD$_{575}$	试剂简单无毒，显色稳定。准确度和精密度较高。以氯化血红素为标准品，不依赖HiCN法。测定波长575 nm	①测定波长575 nm，不便于自动化分析；②采用氯化血红素作标准品纯度达不到标准
CTAB	溶血性强，但不破坏白细胞	精密度和准确度较上法略低

四、质量管理

（一）检验前管理

1.器材

（1）分光光度计校准：分光光度计波长、吸光度、灵敏度、稳定性、线性和准确度均应校正。波长：误差＜±1 nm；杂光影响仪器线性、灵敏度和准确性，应采用镨钕滤光片校正:杂光水平控制在1.5%以下;HiCN 参考品法:$A_{\lambda 540\,nm}/A_{\lambda 504\,nm}$＝1.590～1.630。

(2)比色杯光径 1.000 cm,允许误差为≤±0.5%,用 HiCN 试剂作空白,波长为 710～800 nm,吸光度应 HiCN＜0.002。

(3)微量吸管及玻璃刻度吸管规格应符合要求或经校正。

(4)制作标准曲线或标定 K 值:每更换 1 次转化液或仪器使用一段时间后应重新制作标准曲线或标定 K 值。

2.试剂

(1)HiCN 转化液:应使用非去离子蒸馏水配制,pH 值为 7.0～7.4,滤纸过滤后 $A_{10\,mm}^{\lambda 540nm}$＜0.001;用有塞棕色硼硅玻璃瓶避光储存于 4～10 ℃,储存在塑料瓶可致 CN-丢失,冰冻保存可因结冰致高铁氰化钾还原失效;变绿或浑浊不能使用;Hb(除 SHb 和 HbCO 外)应在 5 分钟内完全转化;配制试剂应严格按照剧毒品管理程序操作。

(2)HiCN 参考液(标准液):纯度应符合 ICSH 规定的扫描图形,即在 450～750 nm 波长范围,吸收光谱应符合波峰在 540 nm、波谷在 504 nm、$A_{\lambda 540\,nm}/A_{\lambda 504\,nm}$为 1.590～1.630 和 $A_{\lambda 750\,nm}$≤0.003;无菌试验(普通和厌氧培养)阴性;精密度 CV≤0.5%;准确度:以 WHO 和 HiCN 参考品为标准,测定值与标示值之差≤±0.5%;稳定性:3 年内不变质、测定值不变,棕色瓶分装,每支不少于 10 mL;在有效期内 $A_{\lambda 540\,nm}/A_{\lambda 504\,nm}$为1.590～1.630。

(3)HiCN 工作参考液:测定值与标定值之差≤±1%。其他要求同参考液。

(4)溶血液:以参考液为标准,随机抽取 10 支测定,其精密度(CV)小于 1%;准确度测定值与标示值误差≤±1%;稳定 1 年以上,每支不少于 0.5 mL,包装密封好;其纯度标准达到 HiCN 工作参考液。

3.其他

标本采集等要求同红细胞计数。临床实验室标准委员会(CLSI)推荐采用EDTA 抗凝静脉血。

(二)检验中管理

1.标本因素

(1)血浆中脂质或蛋白质(异常球蛋白)含量增高、WBC＞20×10⁹/L、PLT＞700×10⁹/L、HbCO增高,因浊度增加引起血红蛋白假性增高。因白细胞过多引起的浑浊,可离心后取上清液比色;如为球蛋白异常增高所致,可向转化液中加入少许固体 NaCl(约为 0.25 g)或 K_2CO_3(约为 0.1 g),混匀后可使溶液澄清。

(2)HbCO 转化为 HiCN 的速度较慢,可达数小时,加大试剂中 $K_3Fe(CN)_6$ 的用量(×5),转化时间可为 5 分钟,且不影响检测结果。

2.其他

(1)转化液稀释倍数应准确。

(2)红细胞应充分溶解。

(3)应定期检查标准曲线和换算常数 K。

3.IQC 及 EQA

(1)国际通用评价方法:血红蛋白允许总误差是靶值±7%。

(2)质量控制物:枸橼酸-枸橼酸钠-葡萄糖(acid citrate dextrose,ACD)抗凝全血质控物可用于多项血细胞参数的质量控制;醛化半固定红细胞可用于红细胞和血红蛋白质量控制;溶血液、冻干全血可用于单项血红蛋白质量控制。其中,定值溶血液适用于手工法血红蛋白质量控制。

(三)检验后管理

1.标本因素

某些因素可影响检测结果,如大量失血早期,主要是全身血容量减少,而血液浓度改变很少,红细胞和血红蛋白检测结果很难反映贫血存在。如各种原因所致脱水或水潴留,影响血浆容量,造成血液浓缩或稀释,红细胞和血红蛋白检测结果增加或减少,影响临床判断。

2.废液处理

检测完毕后,将废液集中于广口瓶中,以水 1∶1 稀释废液,再向每升稀释废液中加入 35 mL 次氯酸钠溶液(或 40 mL"84"消毒液),混匀后敞开容器口放置 15 小时以上才能进一步处理。HiCN 废液不能与酸性溶液混合,因氰化钾遇酸可产生剧毒的氢氰酸气体。

五、临床应用

(一)参考范围

红细胞及血红蛋白参考范围见表 2-11。

(二)临床意义

血红蛋白测定与红细胞计数临床意义相似,但某些贫血两者减少程度可不一致;红细胞计数可判断红细胞减少症和红细胞增多症,判断贫血程度时血红蛋白测定优于红细胞计数。因此,两者同时测定更具临床应用价值。

表 2-11 红细胞及血红蛋白参考范围

人群	RBC($\times 10^{12}$/L)	Hb(g/L)
成年男性	4.09～5.74	131～172
成年女性	3.68～5.13	113～151
新生儿	5.2～6.4	180～190
婴儿	4.0～4.3	110～12
儿童	4.0～4.5	120～140
老年男性(＞70 岁)		94～122
老年女性(＞70 岁)		87～112

1.生理变化

(1)生理性增高:见于机体缺氧状态,如在高原生活、剧烈体力活动等;肾上腺素增高,如冲动、兴奋和恐惧等情绪波动;长期重度吸烟;雄激素增高(如成年男性高于女性);日内上午 7 时最高;静脉压迫时间＞2 分钟增高 10%;毛细血管血比静脉血高 10%～15%;应用毛果芸香碱、钴、肾上腺素、糖皮质激素药物等,红细胞一过性增高。

(2)生理性减低:见于生理性贫血,如 6 个月到 2 岁婴幼儿为造血原料相对不足所致,老年人为造血功能减退所致,孕妇为血容量增加、血液稀释所致;长期饮酒约减少 5%。生理因素影响与同年龄、性别人群的参考范围相比,一般波动在 ±20% 以内。

2.病理性变化

(1)病理性增高:成年男性 RBC＞6.0×10^{12}/L,Hb＞170 g/L;成年女性 RBC＞6.5×10^{12}/L,Hb＞160 g/L为红细胞和血红蛋白增高。①相对增高:见于呕吐、高热、腹泻、多尿、多汗、水摄入严重不足和大面积烧伤等因素造成暂时性血液浓缩。②继发性增高:见于缺氧所致 EPO 代偿性增高疾病,如慢性心肺疾病、异常血红蛋白病和肾上腺皮质功能亢进等;病理性 EPO 增高疾病,如肾癌、肝细胞癌、卵巢癌、子宫肌瘤和肾积水等。③原发性增高:见于真性红细胞增多症和良性家族性红细胞增多症等。

(2)病理性减低:各种病理因素所致红细胞、血红蛋白、血细胞比容低于参考范围下限,称为贫血。贫血诊断标准见(表 2-12)。根据病因和发病机制贫血可分为三大类(表 2-13)。此外,某些药物可致红细胞数量减少引起药物性贫血。

表 2-12　贫血诊断标准(海平面条件)

	Hb(g/L)	Hct	RBC($\times 10^{12}$/L)
成年男性	120	0.40	4.0
成年女性	110(孕妇低于100)	0.35	3.5
出生10天以内新生儿	145		
1月以上婴儿	90		
4月以上婴儿	100		
6个月至6岁儿童	110		
6~14岁儿童	120		

表 2-13　根据病因及发病机制贫血分类

病因及发病机制	常见疾病
红细胞生成减少	
骨髓造血功能障碍	
干细胞增殖分化障碍	再生障碍性贫血,单纯红细胞再生障碍性贫血,急性造血功能停滞,骨髓增生异常综合征等
骨髓被异常组织侵害	骨髓病性贫血,如白血病、多发性骨髓瘤、骨髓纤维化、骨髓转移癌等
骨髓造血功能低下	继发性贫血,如肾病、肝病、慢性感染性疾病、内分泌疾病等
造血物质缺乏或利用障碍	
铁缺乏或铁利用障碍	缺铁性贫血,铁粒幼细胞性贫血等
维生素 B_{12} 或叶酸缺乏	巨幼细胞贫血等
红细胞破坏过多	
红细胞内在缺陷	
红细胞膜异常	遗传性球形、椭圆形、口形红细胞增多症,PNH
红细胞酶异常	葡萄糖-6-磷酸脱氢酶缺乏症,丙酮酸激酶缺乏症等
血红蛋白异常	珠蛋白生成障碍性贫血,异常血红蛋白病,不稳定血红蛋白病
红细胞外在异常	
免疫溶血因素	自身免疫性,新生儿同种免疫性,药物诱发,血型不合输血等
理化感染等因素	微血管病性溶斑性贫血,化学物质、药物、物理、生物因素所致溶血
其他	脾功能亢进
红细胞丢失增加	
急性失血	大手术,严重外伤,脾破裂,异位妊娠破裂等
慢性失血	月经量多,寄生虫感染(钩虫病),痔疮等

红细胞计数和血红蛋白测定的医学决定水平为:当 RBC＞6.8×10^{12} 应采取治疗措施;RBC＜3.5×10^{12}/L 为诊断贫血界限。临床上,常以血红蛋白量判断贫

血程度,Hb<120 g/L(女性 Hb <110 g/L)为轻度贫血;Hb<90 g/L为中度贫血;Hb<60 g/L为重度贫血;Hb<30 g/L为极重度贫血;当RBC<1.5×10^{12}/L,Hb <45 g/L时,应考虑输血。

第五节　血细胞比容检测

血细胞比容(hematocrit,Hct,HCT)又称红细胞压积(packed cell volume,PCV),是在规定条件下离心沉淀压紧红细胞在全血中所占体积比值。

一、原理

(一)微量法

一定量抗凝血液,经一定速度和时间离心沉淀后,计算压紧红细胞体积占全血容积的比例,即为血细胞比容。

(二)温氏法(Wintrobe 法)

温氏法与微量法同属离心沉淀法,微量法用高速离心,温氏法则为常量、中速离心。

(三)电阻抗法

电阻抗法为专用微量血细胞比容测定仪。根据血细胞相对于血浆为不良导体的特性,先用仪器测定标准红细胞含量的全血电阻抗值,再以参考方法测定其HCT,计算出 HCT 与电阻抗值之间的数量关系(校正值),再利用待测标本测定电阻抗值间接算出标本 HCT。

(四)其他方法

放射性核素法、比重计法、折射仪法和黏度计法等。

二、操作步骤

微量法。①采血:常规采集静脉 EDTA-K$_2$ 抗凝血;②吸血:用虹吸法将血液吸入专用毛细管;③封口:将毛细管吸血端垂直插入密封胶封口;④离心:毛细管置于离心机,以一定相对离心力(relative centrifugal force,RCF)离心数分钟;⑤读数:取出毛细管,置于专用读数板中读数,或用刻度尺测量红细胞柱(以还原红细胞层表层的红细胞高度为准)、全血柱长度,计算两者比值即为血细胞比容。如Hct>0.5时,须再离心5分钟。

三、方法评价

临床常用Hct检测方法评价见表2-14。

表2-14　常用Hct检测方法评价

方法	优点	缺点
微量法	快速(5分钟)、标本用量小、结果准确、重复性好,可批量检测。WHO推荐参考方法	血浆残留少,需微量血液离心机
微量法(计算法)	ICSH(2003)推荐为候选参考方法,可常规用于Hct测定校准,Hct=(离心Hct－1.011 9)/0.973 6	需用参考方法测定全血Hb和压积红细胞Hb浓度。Hct=全血Hb/压积红细胞Hb
温氏法	操作简单,无须特殊仪器,广泛应用	不能完全排除残留血浆,需单独采血,用血量大
血液分析仪法	简便、快速、精密度高,无须单独采血	需定期校正仪器
放射性核素法	准确性最高,曾被ICSH推荐为参考方法	操作烦琐,不适用于临床批量标本常规检测

四、质量管理

(一)检验前管理

(1)器材:应清洁干燥。CLSI规定专用毛细管规格应符合要求(长为75 mm±0.5 mm,内径为1.155 mm±0.085 mm,管壁厚度为0.20 mm,允许误差为0.18～0.23 mm,刻度清晰)。密封端口底必须平滑、整齐。离心机离心半径应>8.0 cm,能在30秒内加速到最大转速,在转动圆周边RCF为10 000～15 000 g时,转动5分钟,转盘温度不超过45 ℃。

(2)采血:空腹采血,以肝素或EDTA-K$_2$干粉抗凝,以免影响红细胞形态和改变血容量。采血应顺利,静脉压迫时间超过2分钟可致血液淤积和浓缩,最好不使用压脉带。应防止组织液渗入、溶血或血液凝固。

(3)CLSI规定标本应储存在22 ℃±4 ℃,并在6小时内检测。

(二)检验中管理

1.操作因素

(1)注血:抗凝血在注入离心管前应反复轻微振荡,使Hb与氧充分接触;注入时应防止气泡产生。吸入血量在管长 2/3 处为宜;用优质橡皮泥封固(烧融封固法会破坏红细胞),确保密封。

(2)离心速度和时间:CLSI 和 WHO 建议微量法 RCF 为 10 000～15 000 g,
$$RCF(g)=1.118×有效离心半径(cm)×(r/min)^2。$$

(3)放置毛细管的沟槽应平坦,胶垫应富有弹性。一旦发生血液漏出,应清洁离心盘后重新测定。

(4)结果读取与分析:应将毛细管底部红细胞基底层与标准读数板基线(0 刻度线)重合,读取自还原红细胞层以下红细胞高度。同一标本 2 次测定结果之差不可＞0.015。

2.标本因素

(1)红细胞增多(症)、红细胞形态异常时(如小红细胞、椭圆形红细胞或镰状红细胞)可致血浆残留量增加,Hct 假性增高,WHO 建议这类标本离心时间应至少延长 3 分钟。

(2)溶血和红细胞自身凝集可使 Hct 假性降低。

(三)检验后管理

如离心后上层血浆有黄疸或溶血现象应予以报告,以便临床分析。必要时可参考 RBC、Hb 测定结果,以核对 Hct 测定值的可靠性。

五、临床应用

(一)参考范围

微量法:成年男性 0.380～0.508,成年女性 0.335～0.450。

(二)临床意义

(1)Hct 增高或降低:其临床意义见表 2-15。Hct 与 RBC、MCV 和血浆量有关。红细胞数量增多、血浆量降低或两者兼有可致 Hct 增高;反之 Hct 降低。

表 2-15　Hct 测定临床意义

Hct	原因
增高	血浆量减少:液体摄入不足、大量出汗、严重腹泻或呕吐、多尿、大面积烧伤
	红细胞增多:真性红细胞增多症、缺氧、肿瘤、EPO 增多
降低	血浆量增多:竞技运动员、妊娠、原发性醛固酮增多症、补液过多
	红细胞减少:各种原因的贫血、出血

(2)作为临床补液量参考:各种原因致机体脱水,Hct 均增高,补液时应监测

Hct，当 Hct 恢复正常时表示血容量得到纠正。

（3）用于贫血的形态学分类：计算红细胞平均体积和红细胞平均血红蛋白浓度。

（4）作为真性红细胞增多症的诊断指标：当 Hct＞0.7，RBC 为 $(7\sim10)\times10^{12}$/L 和 Hb＞180 g/L时即可诊断。

（5）作为血液流变学指标：增高表明红细胞数量偏高，全血黏度增加。严重者表现为高黏滞综合征，易致微循环障碍、组织缺氧，故可辅助监测血栓前状态。

RBC、Hb、Hct 每个参数均可作为贫血或红细胞增多的初筛指标，由于临床产生贫血的原因不同，其红细胞数量、大小和形态改变各有特征，因此，必须联合检测和综合分析，才可获得更有价值的临床信息。

第六节　红细胞平均指数检测

红细胞平均指数（值）包括平均红细胞体积、平均红细胞血红蛋白含量、平均红细胞血红蛋白浓度 3 项指标，是依据 RBC、Hb、Hct 三个参数间接计算出来的，能较深入地反映红细胞内在特征，为贫血鉴别诊断提供更多线索。

一、检测原理

对同一抗凝血标本同时进行 RBC、Hb 和 Hct 测定，再按下列公式计算 3 种红细胞平均指数。

（一）平均红细胞体积

平均红细胞体积（mean corpuscular volume，MCV）是指红细胞群体中单个红细胞体积的平均值。单位：飞升（fL，1 fL＝10^{-15} L）。

$$MCV=\frac{Hct}{RBC}\times10^{15}(fL)$$

（二）平均红细胞血红蛋白含量

平均红细胞血红蛋白含量（mean corpuscular hemoglobin，MCH）是指红细胞群体中单个红细胞血红蛋白含量的平均值。单位：皮克（pg，1 pg＝10^{-12} g）。

$$MCH=\frac{Hb}{RBC}\times10^{12}(pg)$$

(三)平均红细胞血红蛋白浓度

平均红细胞血红蛋白浓度(mean corpuscular hemoglobin concentration, MCHC)是指红细胞群体中单个(全部)红细胞血红蛋白含量的平均值。单位:g/L。

$$MCHC = \frac{Hb}{Hct}(g/L)$$

二、操作步骤

红细胞计数、血红蛋白和血细胞比容测定参见本章相关内容。

三、方法评价

手工法红细胞平均指数测定不需特殊仪器,但计算费时,又易出错。

四、质量管理

红细胞平均指数是根据 RBC、Hb、Hct 结果演算而来,其准确性受此三个参数的影响,因此,必须采用同一抗凝血标本同时测定 RBC、Hb 和 Hct。此外,红细胞平均值只表示红细胞总体平均值,"正常"并不意味着红细胞无改变,如溶血性贫血、白血病性贫血属正细胞性贫血,但红细胞可有明显大小不均和异形,须观察血涂片才能得出较为准确的诊断。

五、临床应用

(一)参考范围

MCV、MCH、MCHC 参考范围见表 2-16。

表 2-16　MCV、MCH、MCHC 参考范围

人群	MCV(fL)	MCH(pg)	MCHC(g/L)
成年人	80～100	26～34	320～360
1～3 岁	79～104	25～32	280～350
新生儿	86～120	27～36	250～370

(二)临床意义

依据 MCV、MCH、MCHC 3 项指标有助于贫血观察,对贫血的形态学分类有鉴别作用(表 2-17)。如缺铁性贫血和珠蛋白生成障碍性贫血都表现为小细胞低色素性贫血,但前者在血涂片上可见红细胞明显大小不均。如缺铁性贫血合并巨幼细胞贫血表现为小红细胞和大红细胞明显增多,但 MCV、MCH 正常。

表 2-17　MCV、MCH、MCHC 在贫血分类中的意义

指数	临床应用		
	正常	增高	减低
MCV	大部分贫血:如慢性炎症、慢性肝肾疾病、内分泌疾病、消化不良、吸收不良、恶性肿瘤所致贫血、急性失血和溶血性贫血、部分再生障碍性贫血	巨幼细胞贫血、吸烟、肝硬化、酒精中毒;同时出现小红细胞和大红细胞疾病,如缺铁性贫血合并巨幼细胞贫血,免疫性溶血性贫血、微血管病性溶血性贫血	铁、铜、维生素 B_6 缺乏性贫血,铁缺乏最常见
MCH	同上	叶酸、维生素 B_{12} 缺乏等所致大细胞性贫血	铁、铜、维生素 B_6 缺乏性贫血
MCHC	同上,大多数都正常	遗传性球形红细胞增多症、高滴度冷凝集素	铁、铜、维生素 B_6 缺乏性贫血,Hb 假性降低或 Hct 假性增高

第七节　红细胞沉降率检测

红细胞沉降率(erythrocyte sedimentation rate,ESR)简称血沉,是指在一定条件下,离体抗凝血在静置过程中,红细胞自然下沉的速率。红细胞膜表面唾液酸带负电荷,可在红细胞表面形成 zeta 电位,彼此相互排斥,形成 25 nm 间距,因此,具有一定悬浮流动性,下沉缓慢。红细胞下沉过程分为 3 个时段。①红细胞缗钱状聚集期:约需 10 分钟;②红细胞快速沉降期:约需 40 分钟;③红细胞堆积期:约需 10 分钟。此期红细胞下降缓慢,逐渐紧密堆积于容器底部。

一、检测原理

(一)魏氏(Westergren)法

将枸橼酸钠抗凝血置于特制刻度血沉管内,垂直立于室温中,因红细胞比重大于血浆,在离体抗凝血中能克服血浆阻力下沉。1 小时时读取红细胞上层血浆的高度值(mm/h),即代表红细胞沉降率。

(二)自动血沉仪法

根据红细胞下沉过程中血浆浊度的改变,采用光电比浊、红外线扫描或摄影

法动态检测红细胞下沉各个时段红细胞与血浆界面处血浆的透光度。微电脑显示并自动打印血沉结果以及红细胞下沉高度(H)与对应时间(t)的 H-t 曲线。

二、操作步骤

(一)魏氏法

1.采血

采集 1∶4 枸橼酸钠抗凝静脉血。

2.吸血

用魏氏血沉管吸取充分混匀的抗凝血。

3.直立血沉管

将血沉管垂直立于血沉架,室温静置。

4.读数

1 小时时准确读取红细胞下沉后上层血浆的高度值(mm/h),即为 ESR。

(二)自动血沉仪法

目前临床广泛应用的自动血沉仪主要有两种类型。

1.温氏法血沉仪

采用温氏法塑料血沉管测定 1∶4 枸橼酸钠抗凝静脉血。仪器每 45 秒扫描 1 次,30 分钟后报告温氏法和换算后的魏氏法两种结果;并打印 H-t 曲线。

2.魏氏法血沉仪

1∶4 枸橼酸钠抗凝静脉血放入测定室后,仪器自动定时摄像或用红外线扫描。将红细胞下沉过程中血浆浊度变化进行数字转换,1 小时后根据成像情况及数字改变计算血浆段高度,经数据处理报告魏氏法血沉结果(mm/h)。

三、方法评价

(一)魏氏法

魏氏法为传统手工法,也是 ICSH 推荐的参考方法。ICSH、CLSI 以及 WHO 均有血沉检测标准化文件。ICSH(1993 年)和 CLSI H2-A4(2000 年)方法,均以魏氏法为基础,对血沉测定参考方法或标准化方法制定操作规程,对血沉管规格、抗凝剂使用、血液标本制备和检测方法等重新做了严格规定。魏氏法操作简便,只反映血沉终点变化,耗时、易造成污染、缺乏特异性,一次性血沉测定器材成本高、质量难以保证。温氏法则按 Hct 测定方法要求采血,通过血沉方程K 值计算,克服了贫血对结果影响,多用于血液流变学检查。

(二)自动血沉仪法

操作简单,可动态检测血沉全过程,且自动、微量、快速、重复性好、不受环境温度影响,适于急诊患者。温氏法血沉仪测试时将血沉管倾斜,势必造成人为误差。CLSI 建议血沉仪法可采用 EDTA 抗凝血,即可与血液分析仪共用 1 份抗凝血标本,并采用密闭式采血系统,但尚未广泛应用。

四、质量管理

(一)检验前

1.生理因素

患者检查前应控制饮食,避免一过性高脂血症使 ESR 加快。

2.药物影响

输注葡萄糖、白明胶和聚乙烯吡咯烷酮等,2 天内不宜做 ESR 检验。

3.标本因素

静脉采血应在 30 秒内完成,不得有凝血、溶血、气泡,不能混入消毒液;枸橼酸钠(0.109 mmol/L,AR 级)应新鲜配制(4 ℃保存 1 周),与血液之比为 1∶4,混匀充分;标本室温下放置小于 4 小时,4 ℃保存小于12 小时,测定前应置室温平衡至少 15 分钟(CLSI 建议)。

4.器材

应清洁干燥。魏氏血沉管应符合 ICSH 规定标准,即:管长(300.0±1.5) mm;两端相通、端口平滑;表面自上而下刻有规范的 0～200 mm 刻度,最小分度值为 1 mm(误差≤0.02 mm);管内径为(2.55±0.15) mm,内径均匀误差≤0.05 mm。

(二)检验中

1.操作因素

(1)吸血:吸血量应准确,避免产生气泡。

(2)血沉管装置:严格垂直(CLSI 规定倾斜不能超过 2°)、平稳放置,并防止血液外漏。如血沉管倾斜,血浆沿一侧管壁上升,红细胞则沿另一侧管壁下沉,受到血浆逆阻力减小,下沉加快(倾斜3°,ESR 可增加 30%)。

(3)测定温度:要求为 18～25 ℃,室温过高应查血沉温度表校正结果,室温低于 18 ℃应放置 20 ℃恒温箱内测定。

(4)测定环境:血沉架应避免直接光照、移动和振动。

(5)测定时间:严格控制在(60±1)分钟读数。

（6）质控方法：ICSH 规定 ESR 测定参考方法的质控标本为 EDTA 抗凝静脉血，Hct≤0.35，血沉值在 15～105 mm/h，测定前至少颠倒混匀 12 次（CLSI 推荐），按"常规工作方法"同时进行测定。用参考方法测定其 95% 置信区间应控制在误差小于±0.5 mm/h。

2.标本因素

（1）血浆因素：与血浆蛋白质成分及比例有关，使血沉加快的主要因素是带正电荷大分子蛋白质，其削弱红细胞表面所带负电荷，使红细胞发生缗钱状聚集，红细胞总表面积减少，受到血浆逆阻力减小，且成团红细胞质量超过了血浆阻力，因而下沉。带负电荷小分子蛋白质作用则相反。

（2）红细胞因素：包括红细胞数量、大小、厚度和形态等。总之，血浆因素对血沉影响较大，红细胞因素影响较小。影响血沉的因素见表 2-18。

表 2-18　影响血沉测定结果血浆和红细胞因素

内在因素	影响因素
血浆	
ESR 增快	①纤维蛋白原（作用最强）、异常克隆性免疫球蛋白、γ、α、β 球蛋白和急性时相反应蛋白（α1-AT、α_2-M、Fg）等；②胆固醇和甘油三酯等；③某些病毒、细菌、代谢产物、药物（输注葡萄糖、白明胶、聚乙烯吡咯烷酮等）和抗原抗体复合物
ESR 减慢	清蛋白、磷脂酰胆碱和糖蛋白等
红细胞	
数量减少	表面积减少，血浆阻力减小，ESR 增快
数量增多	表面积增多，血浆阻力增大，ESR 减慢
形态异常	①球形、镰状红细胞增多或大小不均，不易形成缗钱状，表面积增大，ESR 减慢；②靶形红细胞增多，红细胞直径大、薄，易形成缗钱状，表面积减小，ESR 增快

（三）检验后

因血沉变化大多数由血浆蛋白质变化所致，这种变化对血沉影响持续。因此，复查血沉的时间至少应间隔 1 周。

五、临床应用

（一）参考范围

魏氏法：成年男性＜15 mm/h，成年女性＜20 mm/h。

（二）临床意义

ESR 用于疾病诊断缺乏特异性，也不能作为健康人群筛检指标，但用于某些疾病活动情况监测、疗效判断和鉴别诊断具有一定参考价值。

1.生理性加快

(1)年龄与性别:新生儿因纤维蛋白原含量低而红细胞数量较高,血沉较慢($\leqslant 2$ mm/h)。12岁以下儿童因生理性贫血血沉稍快,但无性别差异。成年人,尤其50岁后,纤维蛋白原含量逐渐升高,血沉增快,且女性高于男性(女性平均5年递增2.8 mm/h,男性递增0.85 mm/h)。

(2)女性月经期:子宫内膜损伤及出血,纤维蛋白原增加,血沉较平时略快。

(3)妊娠与分娩:妊娠期3个月直至分娩3周后,因贫血、纤维蛋白原增加、胎盘剥离和产伤等影响,血沉加快。

2.病理性加快

病理性血沉加快临床意义见表2-19。因白细胞直接受细菌毒素、组织分解产物等影响,其变化出现早,对急性炎症诊断及疗效观察更有临床价值。血沉多继发于急性时相反应蛋白增多的影响,出现相对较晚,故ESR用于慢性炎症观察,如结核病、风湿病活动性动态观察或疗效判断更有价值。

3.血沉减慢

血沉减慢一般无临床意义。见于低纤维蛋白原血症、充血性心力衰竭、真性红细胞增多症和红细胞形态异常(如红细胞球形、镰状和异形)。

表2-19 病理性血沉加快临床意义

疾病	临床意义
感染及炎症	急性炎症,血液中急性时相反应蛋白(α_1-AT、α_2-M、CRP、Tf、Fg等)增高所致,为最常见原因。慢性炎症(结核病、风湿病、结缔组织炎症等)活动期增高,病情好转时减慢,非活动期正常,ESR监测可动态观察病情
组织损伤	严重创伤和大手术、心肌梗死(为发病早期特征之一),与组织损伤所产生蛋白质分解产物增多和心肌梗死后3~4天急性时相反应蛋白增多有关
恶性肿瘤	与α_2-巨球蛋白、纤维蛋白原、肿瘤组织坏死、感染和贫血有关
自身免疫性疾病	与热休克蛋白增多有关。ESR与CRP,RF和ANA测定具有相似灵敏度
高球蛋白血症	与免疫球蛋白增多有关,如多发性骨髓瘤、肝硬化、巨球蛋白血症、系统性红斑狼疮、慢性肾炎等
高脂血症	与甘油三酯、胆固醇增多有关,如动脉粥样硬化、糖尿病和黏液水肿等
贫血	与红细胞减少受血浆阻力减小有关

第三章

白细胞检验

第一节 白细胞形态学检验

一、检测原理

血涂片经染色后,在普通光学显微镜下做白细胞形态学观察和分析。常用的染色方法有瑞氏染色法、吉姆萨染色法、迈格吉染色法、詹纳染色法、李斯曼染色法等。

二、方法学评价

(一)显微镜分析法

对血液细胞形态的识别,特别是异常形态,推荐采用人工方法。

(二)血液分析仪法

不能直接提供血细胞质量(形态)改变的确切信息,需进一步用显微镜分析法进行核实。

三、临床意义

(一)正常白细胞形态

瑞氏染色正常白细胞的细胞大小、核和质的特征见表3-1。

(二)异常白细胞形态

1.中性粒细胞

(1)毒性变化:在严重传染病、化脓性感染、中毒、恶性肿瘤、大面积烧伤等情况下,中性粒细胞有下列形态改变。大小不均(中性粒细胞大小相差悬殊)、中毒颗粒(比正常中性颗粒粗大、大小不等、分布不均匀、染色较深、呈黑色或紫黑色)、空泡(单个或多个,大小不等)、Döhle体(是中性粒细胞胞质因毒性变而保留的嗜碱性区域,呈圆形、梨形或云雾状,界限不清,染成灰蓝色,直径为1～2 μm,亦可见于单核细胞)、退行性变(胞体肿大、结构模糊、边缘不清晰、核固缩、核肿胀、核溶解等)。上述变化反映细胞损伤的程度,可以单独出现,也可同时出现。

表 3-1　外周血 5 种白细胞形态特征

细胞类型	大小(μm)	外形	细胞核		细胞质	
			核形	染色质	着色	颗粒
中性杆状核粒细胞	10～15	圆形	弯曲呈腊肠样,两端钝圆	深紫红色,粗糙	淡橘红色	量多,细小,均匀布满胞质,浅紫红色
中性分叶核粒细胞	10～15	圆形	分为2～5叶,以3叶为多	深紫红色,粗糙	淡橘红色	量多,细小,均匀布满胞质,浅紫红色
嗜酸性粒细胞	11～16	圆形	分为2叶,呈眼镜样	深紫红色,粗糙	淡橘红色	量多,粗大,圆而均匀,充满胞质,鲜橘红色
嗜碱性粒细胞	10～12	圆形	核结构不清,分叶不明显	粗而不均	淡橘红色	量少,大小和分布不均,常覆盖核上,蓝黑色
淋巴细胞	6～15	圆形或椭圆形	圆形或椭圆形,着边	深紫红色,粗块状	透明淡蓝色	小淋巴细胞一般无颗粒,大淋巴细胞可有少量粗大不均匀、深紫红色颗粒
单核细胞	10～20	圆形或不规则形	不规则形,肾形,马蹄形,或扭曲折叠	淡紫红色,细致疏松呈网状	淡灰蓝色	量多,细小,灰尘样紫红色颗粒弥散分布于胞质中

毒性指数:计算中毒颗粒所占中性粒细胞(100个或200个)的百分率。1为极度,0.75为重度,0.5为中度,<0.25为轻度。

(2)巨多分叶核中性粒细胞:细胞体积较大,直径为16～25 μm,核分叶常在5叶以上,甚至在10叶以上,核染色质疏松。见于巨幼细胞贫血、抗代谢药物治疗后。

(3)棒状小体(Auer 小体):细胞质中出现呈紫红色细杆状物质,长为 1～6 μm,一条或数条,见于急性白血病,尤其是颗粒增多型早幼粒细胞白血病(M3 型),可见数条到数十条呈束棒状小体。急性单核细胞白血病可见一条细长的棒状小体,而急性淋巴细胞白血病则不出现棒状小体。

(4)Pelger-Hüet 畸形:细胞核为杆状或分 2 叶,呈肾形或哑铃形,染色质聚集成块或条索网状。Pelger-Hüet 畸形为常染色体显性遗传性异常,也可继发于某些严重感染、白血病、骨髓增生异常综合征、肿瘤转移、某些药物(如秋水仙胺、磺胺二甲基异噁唑)治疗后。

(5)Chediak-Higashi 畸形:细胞质内含有数个至数十个包涵体,直径为 2～5 μm,呈紫蓝、紫红色。见于 Chediak-Higashi 综合征,为常染色体隐性遗传。

(6)Alder-Reilly 畸形:细胞质内含有巨大的、深染的、嗜天青颗粒,染深紫色。见于脂肪软骨营养不良、遗传性黏多糖代谢障碍。为常染色体隐性遗传。

(7)May-Hegglin 畸形:细胞质内含有淡蓝色包涵体。为常染色体显性遗传。

2.淋巴细胞

(1)异型淋巴细胞:在淋巴细胞性白血病、病毒感染(如传染性单核细胞增多症、病毒性肺炎、病毒性肝炎、传染性淋巴细胞增多症、流行性腮腺炎、水痘、巨细胞病毒感染)、百日咳、布鲁菌病、梅毒、弓形虫感染、药物反应等情况下,淋巴细胞增生,出现某些形态学变化,称为异型淋巴细胞。分为 3 型。

Ⅰ型:胞体比正常淋巴细胞稍大,多为圆形、椭圆形、不规则形。核圆形、肾形、分叶状,常偏位。染色质粗糙,呈粗网状或小块状,排列不规则。胞质丰富,染深蓝色,含空泡或呈泡沫状。

Ⅱ型:胞体较大,外形常不规则,可有多个伪足。核形状及结构与Ⅰ型相同或更不规则,染色质较粗糙致密。胞质丰富,染淡蓝或灰蓝色,有透明感,边缘处着色较深,一般无空泡,可有少数嗜天青颗粒。

Ⅲ型:胞体较大,核圆形、卵圆形。染色质细致呈网状排列,可见1～2个核仁。胞质深蓝色,可有少数空泡。

(2)放射线损伤后淋巴细胞形态变化:淋巴细胞受电离辐射后出现形态学改变,核固缩、核破碎、双核、卫星核淋巴细胞(胞质中主核旁出现小核)。

(3)淋巴细胞性白血病时形态学变化:在急、慢性淋巴细胞白血病,出现各阶段原幼细胞,并有形态学变化。

3.浆细胞

正常浆细胞直径为 8～9 μm，胞核圆、偏位，染色质粗块状，呈车轮状或龟背状排列；胞质灰蓝色、紫浆色，有泡沫状空泡，无颗粒。如外周血出现浆细胞，见于传染性单核细胞增多症、流行性出血热、弓形体病、梅毒、结核病等。异常形态浆细胞有以下 3 种。

(1)Mott 细胞：浆细胞内充满大小不等、直径为 2～3 μm 蓝紫色球体，呈桑葚样。见于反应性浆细胞增多症、疟疾、黑热病、多发性骨髓瘤。

(2)火焰状浆细胞：浆细胞体积大，胞质红染，边缘呈火焰状。见于 IgA 型骨髓瘤。

(3)Russell 小体：浆细胞内有数目不等、大小不一、直径为 2～3 μm 红色小圆球。见于多发性骨髓瘤、伤寒、疟疾、黑热病等。

第二节　白细胞计数检测

本节主要介绍白细胞目视计数法和白细胞计数的质量控制。

一、目视计数法

(一)原理

用稀醋酸溶液将血液稀释后，红细胞被溶解破坏，白细胞却保留完整的形态，混匀后充入计数池，在显微镜下计数一定体积中的白细胞，经换算得出每升血液中的白细胞数。

(二)试剂

(1)2%冰醋酸：冰醋酸 2 mL，蒸馏水 98 mL；10 g/L 亚甲蓝溶液 3 滴。2%冰醋酸稀释液为低渗溶液，可溶解红细胞，醋酸可加速其溶解，并能固定核蛋白，使白细胞核显现，便于辨认。

(2)21%盐酸：浓盐酸 1 mL 加蒸馏水 99 mL。

(三)器材

与红细胞计数相同。

(四)方法

取小试管 1 支，加白细胞稀释液 0.38 mL。用血红蛋白吸管准确吸取外周血 20 μL。擦去管尖外部余血,将吸管插入盛 0.38 mL 稀释液的试管底部,轻轻吹出血液,并吸取上清液洗涮 3 次,注意每次不能冲混稀释液,最后用手振摇试管混匀。充液,将计数池和盖玻片擦净,盖玻片盖在计数池上,再用微量吸管迅速吸取混匀悬液充入计数池中,静置 2~3 分钟后镜检。用低倍镜计数四角的 4 个大方格内的白细胞总数。对于压线的白细胞,应采取数上不数下、数左不数右的原则,保证计数区域的计数结果的一致性和准确性。

(五)计算

白细胞数/L＝4 个大方格内白细胞总数/4×10×20×10^6＝4 个大方格内白细胞数×50×10^6。式中:÷4 得每个大格内白细胞数;×10 由 0.1 μL 换算为 1 μL;×20 乘稀释倍数,得 1 μL 血液中白细胞数;×10^{6}由 1 μL 换算为 1L。

(六)正常参考值

成人(4~10)×10^9/L(4 000~10 000/μL);新生儿,(15~20)×10^9/L(15 000~20 000/μL);6 个月~2 岁(11~12)×10^9/L[(11 000~12 000)/μL]。

(七)目视计数的质量控制

稀释液和取血量必须准确。向计数池冲液前应先轻轻摇动血样 2 分钟再冲池,但不可产生气泡,否则应重新冲池。白细胞计数太低者(白细胞计数<5×10^9/L),可计数 9 个大方格中的白细胞数或计数 8 个大方格内的白细胞,然后在上面的计算公式中除以 9(或除以 8)。或取血 40 μL,将所得结果除以 2,白细胞太高者,可增加稀释倍数或适当缩小计数范围,计算方法则视实际稀释倍数和计数范围而定。计数池中的细胞分布要均匀。判定白细胞在计数池的分布是否均匀,可以采用常规考核标准(RCS)来衡量。

RCS＝(max−min)/$\bar{x}$×100%,max 为 4 个大方格计数值中的最高值,min 为其中的最低值,$\bar{x}$ 为 4 个大方格计数值中的平均值[即 ＝$\bar{x}$(X$_1$＋X$_2$X$_3$＋X$_4$)/4],由于计数的白细胞总数不同,对 RCS 的要求也不一样,见表 3-2。

表 3-2 白细胞计数(WBC)的常规考核标准(RCS)

WBC(×10^9/L)	RCS(%)
≤4	30~20
4.1~14.9	20~15
≥15	<15

当 RCS 大于上述标准时,说明白细胞在计数池中明显大小不均,应重新冲

池计数。

当有核红细胞增多时,应校正后再计数,校正方法如下:核准值＝100A/(100＋B)。

A为校准前白细胞值,B为白细胞分类计数时100个白细胞所能见到的有核红细胞数,当B≥10时,白细胞计数结果必须校正。

质量考核与质量要求:根据变异百分数(V)法可以对检验人员进行质量(准确度)考核。V＝|X－T|/T×100%,T为靶值,X为测定值。质量得分＝100－2V。V值越大,说明试验结果的准确度越低。质量评级优90～100分,良80～89分,中70～79分,差60～69分,不及格<60分。根据两差比值(r)法(见红细胞计数的质量控制)可以对个人技术进行(精密度)考核,若r≥2说明两次检查结果的差异显著。

白细胞分类计数法和质量控制。白细胞分类计数法:先用低倍镜观察全片的染色质量和细胞分布情况,注意血片的边缘和尾部是否有巨大异常细胞和微丝蚴等,然后选择血涂片体尾交界处染色良好的区域,用油镜自血膜的体尾交界处向头部方向迂回检查,线路呈"弓"字形,但不要检查血膜的边缘(大细胞偏多,没有代表性),将所见白细胞分别记录,共计数100或者200个白细胞,最后求出各种细胞所占的比值。

正常参考值:中性杆状核粒细胞为0.01～0.05;中性分叶核粒细胞为0.50～0.70;嗜酸性粒细胞为0.005～0.050;嗜碱性粒细胞为0～0.01;淋巴细胞为0.20～0.40;单核细胞为0.03～0.08。

二、白细胞分类计数的质量控制

一般先选血膜体尾交界处或中末1/3邻界处用油镜计数,移动线路呈"弓"字形,避免重复计数。

分类计数时应同时注意白细胞、红细胞、血小板的形态是否异常,以及是否有血液寄生虫。

(一)白细胞

白细胞总数超过20×10^9/L,应分类计数200个白细胞,白细胞数明显减少时(<3×10^9/L)可检查多张血片。

白细胞分类计数的质量评价如下。

1.PD可靠性试验

将同一张血片做两次分类计数,各种白细胞计数的百分数(或小数)之差总数即为 PD 值。根据陈士竹等对 2 080 个标本的调查 PD＝24％(0.24)为及格，质量得分＝100－182PD(182 为失分系数，即40÷22％≈182)。PD 评分法分级标准见表 3-3。

表 3-3　PD 评价法分级标准

级别	分值	PD(%)	意义
A	85~100	0~8	优
B	70~82	10~16	良
C	60~67	18~22	及格
D	<60	≥24	不及格

2.准确性试验

由中心实验室将同一血液标本制成多张血片并固定，一部分由中心实验室有经验的技师分类计数20次，求其均值作为靶值，另一部分发至考评者或考评单位，随常规标本一起检查，并将考核者的分类结果与靶值进行比较，计算出被考核者分类计数结果与靶值之差总和。质量评级方法同 PD 可靠性试验。质量要求:PD 可靠性和准确性试验均应在 60 分(C 级)以上。白细胞计数和白细胞分类计数的临床意义:通常白细胞总数高于 $10×10^9/L$(10 000/mm³)称白细胞计数增多，低于 $4×10^9/L$(4 000/mm³)称白细胞计数减少。由于外周血中白细胞的组成主要是中性粒细胞和淋巴细胞，并以中性粒细胞为主。故在大多数情况下，白细胞增多或减少与中性粒细胞的增多或减少有着密切关系。现将各种类型的白细胞增多或减少的临床意义分述如下。

(二)中性粒细胞

1.中性粒细胞增多

(1)生理性中性粒细胞增多:在生理情况下，下午较早晨为高。饱餐、情绪激动、剧烈运动、高温或严寒等均能使中性粒细胞暂时性升高。新生儿、月经期、妊娠 5 个月以上以及分娩时白细胞均可增高。生理性增多都是一过性的，通常不伴有白细胞质量的变化。

(2)病理性中性粒细胞增多:大致上可归纳为反应性增多和异常增生性增多两大类。反应性增多是机体对各种病因刺激的应激反应，是因为骨髓贮存池中的粒细胞释放或边缘池粒细胞进入血液循环所致。因此，反应性增多的粒细胞大多为成熟的分叶核粒细胞或较成熟的杆状核粒细胞。

(3)反应性中性粒细胞增多:①急性感染或炎症是引起中性粒细胞增多最常

见的原因,尤其是化脓性球菌引起的局部或全身性感染;此外,某些杆菌、病毒、真菌、立克次体、螺旋体、梅毒、寄生虫等都可使白细胞总数和中性粒细胞增高;白细胞增高程度与病原体种类、感染部位、感染程度以及机体的反应性等因素有关,如局限性的轻度感染,白细胞总数可在正常范围或稍高于正常,仅可见中性粒细胞百分数增高,并伴有核左移,严重的全身性感染如发生菌血症、败血症或脓毒血症时,白细胞可明显增高,甚至可达$(20\sim30)\times10^9$/L,中性粒细胞百分数也明显增高,并伴有明显核左移和中毒性改变。②广泛组织损伤或坏死:严重外伤、手术、大面积烧伤以及血管栓塞(如心肌梗死、肺梗死)所致局部缺血性坏死等使组织严重损伤者,白细胞显著增高,以中性分叶核粒细胞增多为主。③急性溶血:因红细胞大量破坏引起组织缺氧以及红细胞的分解产物刺激骨髓贮存池中的粒细胞释放,致使白细胞增高,以中性分叶核粒细胞升高为主。④急性失血:急性大出血时,白细胞总数常在1~2小时内迅速增高,可达$(10\sim20)\times10^9$/L,其中主要是中性分叶核粒细胞;内出血者如消化道大量出血、脾破裂或输卵管妊娠破裂等,白细胞增高常较外部出血显著,同时伴有血小板增高,这可能是大出血引起缺氧和机体的应激反应,动员骨髓贮存池中的白细胞释放所致;但此时患者的红细胞数和血红蛋白量仍暂时保持正常范围,待组织液吸收回血液或经过输液补充循环血容量后,才出现红细胞和血红蛋白降低;因此,白细胞增高可作为早期诊断内出血的参考指标。⑤急性中毒:如化学药物中毒、生物毒素中毒、尿毒症、糖尿病酸中毒、内分泌疾病危象等常见白细胞增高,均以中性分叶核粒细胞增高为主。⑥恶性肿瘤:非造血系统恶性肿瘤有时可出现持续性白细胞增高,以中性分叶核粒细胞增多为主,这可能是肿瘤组织坏死的分解产物刺激骨髓中的粒细胞释放造成的;某些肿瘤如肝癌、胃癌等肿瘤细胞还可产生促粒细胞生成因子;当恶性肿瘤发生骨髓转移时可破坏骨髓对粒细胞释放的调控作用。

(4)异常增生性中性粒细胞增多:是因造血组织中原始或幼稚细胞大量增生并释放至外周血中所致,是一种病理性的粒细胞,多见于以下疾病。①粒细胞性白血病:急性髓细胞性白血病(AML)的亚型中,急性粒细胞性白血病(M_1、M_2型)、急性早幼粒细胞性白血病(M_3型)、急性粒-单核细胞性白血病(M_4型)和急性红白血病(M6型)均可有病理性原始粒细胞在骨髓中大量增生,而外周血中白细胞数一般增至$(10\sim50)\times10^9$/L,超过100×10^9/L者较少,其余病例白细胞数在正常范围或低于正常,甚至显著减少;慢性粒细胞性白血病中,多数病例的白细胞总数显著增高,甚至可达$(100\sim600)\times10^9$/L,早期无症状病例在50×10^9/L以下,各发育阶段的粒细胞都可见到;粒细胞占白细胞总数的90%以上,以中幼和晚幼粒细胞增多为主,原粒及早幼粒细胞不超过10%。②骨髓增殖性疾病:包括真性红细胞增多症、原发性血小板增多症和骨髓纤维化症;慢性粒细胞性白血病也可包括在此类疾病的范畴中;本组疾病是多能干细胞的病变引起,具有潜在演变为急性白血病的趋势;其特点是除了一种细胞成分明显增多外,还伴有一种或两种其他细胞的增生,白细胞总数常在$(10\sim30)\times10^9/L$。

2.中性粒细胞减少

白细胞总数低于$4\times10^9/L$称为白细胞减少。当中性粒细胞绝对值低于$1.5\times10^9/L$,称为粒细胞减少症;低于$0.5\times10^9/L$时称为粒细胞缺乏症。引起中性粒细胞减少的病因很多,大致可归纳为以下几个方面。

(1)感染性疾病:病毒感染是引起粒细胞减少的常见原因,如流感、麻疹、病毒性肝炎、水痘、风疹、巨细胞病毒等;某些细菌性感染,如伤寒杆菌感染也是引起粒细胞数减少的常见原因,甚至可以发生粒细胞缺乏症。

(2)血液系统疾病:如再生障碍性贫血、粒细胞减少症、粒细胞缺乏症、部分急性白血病、恶性贫血、严重缺铁性贫血等。

(3)物理化学因素损伤:如放射线、放射性核素、某些化学物品及化学药物等均可引起粒细胞数减少,常见的引起粒细胞数减少的化学药物有退热镇痛药、抗生素(如氯霉素)、磺胺类药、抗肿瘤药、抗甲状腺药、抗糖尿病药等,必须慎用。

(4)单核-巨噬细胞系统功能亢进:如脾功能亢进、某些恶性肿瘤、类脂质沉积病等。

(5)其他:系统性红斑狼疮、某些自身免疫性疾病、过敏性休克等。

(三)嗜酸性粒细胞

1.嗜酸性粒细胞增多

(1)变态反应性疾病:如支气管哮喘、药物变态反应、荨麻疹、血管神经性水肿、血清病、异体蛋白过敏等疾病时,嗜酸性粒细胞轻度或中度增高。

(2)寄生虫病:如血吸虫、中华分支睾吸虫、肺吸虫、丝虫、包囊虫、钩虫等感染时,嗜酸性粒细胞比例增高,有时甚至可达0.10或更多。呈现嗜酸性粒细胞型类白血病反应。

(3)皮肤病:如湿疹、剥脱性皮炎、天疱疮、银屑病等疾病时嗜酸性粒细胞可轻度或中度增高。

(4)血液病:如慢性粒细胞性白血病、多发性骨髓瘤、恶性淋巴瘤。真性红细胞增多症等疾病时嗜酸性粒细胞数可明显增多。嗜酸性粒细胞白血病时,嗜酸性粒细胞数极度增多,但此病在临床上少见。

(5)其他:风湿性疾病、脑垂体前叶功能减退症、肾上腺皮质功能减退、某些恶性肿瘤、某些传染性疾病的恢复期等嗜酸性粒细胞增多。

2.嗜酸性粒细胞减少

嗜酸性粒细胞减少常见于长期应用肾上腺皮质激素或肾上腺皮质激素分泌增加,某些急性传染病(如伤寒)的急性期,但传染病的恢复期嗜酸性粒细胞应重新出现。如嗜酸性粒细胞数持续下降,甚至完全消失,则表明病情严重。

(四)嗜碱性粒细胞

嗜碱性粒细胞增多见于慢性粒细胞白血病、骨髓纤维化症、慢性溶血及脾切除后。嗜碱性粒细胞白血病则为极罕见的白血病类型。

(五)淋巴细胞

1.淋巴细胞增多

(1)生理性增多:新生儿初生期在外周血中大量出现中性粒细胞,到第6~9天中性粒细胞逐步下降至与淋巴细胞大致相等,以后淋巴细胞又渐增加。整个婴儿期淋巴细胞较高,可达70%。2~3岁后,淋巴细胞渐下降,中性粒细胞渐上升,至4~5岁二者相等,形成变化曲线上的两次交叉,至青春期,中性粒细胞与成人相同。

(2)病理性淋巴细胞增多:见于感染性疾病,主要为病毒感染,如麻疹、风疹、水痘、流行性腮腺炎、传染性单核细胞增多症、传染性淋巴细胞增多症、病毒性肝炎、流行性出血热等;也可见于百日咳杆菌、结核杆菌、布氏杆菌、梅毒螺旋体等的感染。

(3)相对增高:再生障碍性贫血、粒细胞减少症和粒细胞缺乏时因中性粒细胞减少,故淋巴细胞比例相对增高,但淋巴细胞的绝对值并不增高。其他,如淋巴细胞性白血病、淋巴瘤、急性传染病的恢复期、组织移植后的排斥反应或移植物抗宿主病(GVHD)。

2.淋巴细胞减少

淋巴细胞减少主要见于应用肾上腺皮质激素、烷化剂、抗淋巴细胞球蛋白以及接触放射线、免疫缺陷性疾病、丙种球蛋白缺乏症等。

3.异形淋巴细胞

在外周血中有时可见到一种形态变异的不典型的淋巴细胞,称为异形淋巴细胞。Downey根据细胞形态特点将其分为3型。

Ⅰ型(泡沫型):胞体较淋巴细胞稍大,呈圆形或椭圆形,部分为不规则形。

核偏位,呈圆形、肾形或不规则形,核染质呈粗网状或小块状,无核仁。胞浆丰富,呈深蓝色,含有大小不等的空泡。胞浆呈泡沫状,无颗粒或有少数颗粒。通常此型最为多见。

Ⅱ型(不规则型):胞体较Ⅰ型大,细胞外形常不规则,似单核细胞,故也有称为单核细胞型。胞浆丰富,呈淡蓝色或淡蓝灰色,可有少量嗜天青颗粒,一般无空泡。核形与Ⅰ型相似,但核染质较Ⅰ型细致,亦呈网状,核仁不明显。

Ⅲ型(幼稚型):胞体大,直径为 15~18 μm,呈圆形或椭圆形。胞浆量多,蓝色或深蓝色,一般无颗粒,有时有少许小空泡。核圆或椭圆形,核染质呈纤细网状,可见1~2个核仁。

除上述 3 型外,有时还可见到少数呈浆细胞样或组织细胞样的异形淋巴细胞。外周血中的异形淋巴细胞大多数具有 T 淋巴细胞的特点(占 83%~96%),故认为异形淋巴细胞主要是由 T 淋巴细胞受抗原刺激转化而来,少数为 B 淋巴细胞。这种细胞在正常人外周血中偶可见到,一般不超过 2%。异形淋巴细胞增多可见于病毒感染性疾病、某些细菌性感染、螺旋体病、立克次体病、原虫感染(如疟疾)、药物过敏、输血、血液透析或体外循环术后、免疫性疾病、粒细胞缺乏症、放射治疗等。

4.单核细胞

正常儿童单核细胞较成人稍高,平均为 0.09;2 周内婴儿可达 0.15 或更多,均为生理性增多。病理性增多见于:某些感染,如疟疾、黑热病、结核病、亚急性细菌感染性心内膜炎等;血液病,如单核细胞性白血病、粒细胞缺乏症恢复期;恶性组织细胞病、淋巴瘤、骨髓增生异常综合征等;急性传染病或急性感染的恢复期。

第三节　嗜酸性粒细胞直接计数检测

嗜酸性粒细胞虽然可以从白细胞总数和分类计数中间接求出,但直接计数较为准确,故临床上多采用直接计数法。

一、原理

用适当稀释液将血液稀释一定倍数,同时破坏红细胞和部分其他白细胞,保留嗜酸性粒细胞,并将其颗粒着色,然后充入计数池中,计数一定体积内嗜酸性粒细胞数,即可求得每升血液中嗜酸性粒细胞数。

二、试剂

嗜酸性粒细胞稀释液有多种,现介绍常用的两种。

(一)乙醇-伊红稀释液 20 g/L

伊红10.1 mL,碳酸钾1.0 g,90％乙醇30.0 mL,甘油10.0 mL,柠檬酸钠0.5 g,蒸馏水加至100.0 mL;本稀释液中乙醇为嗜酸性粒细胞保护剂,甘油可防止乙醇挥发,碳酸钾可促进红细胞和中性粒细胞破坏,并增加嗜酸性粒细胞着色,柠檬酸钠可防止血液凝固,伊红为染液,可将嗜酸性颗粒染成红色;本试剂对红细胞和其他白细胞的溶解作用较强,即使有少数未被溶解的白细胞也被稀释成灰白色半透明状,视野清晰,与嗜酸性粒细胞有明显区别;嗜酸性粒细胞颗粒呈鲜明橙色,在此稀释液内2小时不被破坏;该试剂可保存半年以上,缺点是含10％甘油,液体比较黏稠,细胞不易混匀,因此计数前必须充分摇荡。

(二)伊红丙酮稀释液 20 g/L

伊红5 mL,丙酮5 mL,蒸馏水加至100 mL;本稀释液中伊红为酸性染料,丙酮为嗜酸性粒细胞保护剂;该稀释液新鲜配制效果好,每周配1次。

三、操作

取小试管1支,加稀释液0.36 mL。取血40 μL,轻轻吹入上述试管底部,摇匀,放置15分钟,然后再摇匀。取少量混悬液滴入两个计数池内,静置5分钟,待嗜酸性粒细胞完全下沉后计数。低倍镜下计数2个计数池中所有的18个大方格中的嗜酸性粒细胞数,用下式求得每升血液中的嗜酸性粒细胞数。

四、计算

嗜酸性粒细胞数/L＝[18个大方格中嗜酸性粒细胞数/18]×10×10×10^6＝18个大方格中嗜酸性粒细胞数×5.6×10^6。第一个×10表示血液稀释10倍,第二个×10表示计数板深0.1 cm,换算成1 mm,×10^{6}表示由每微升换算成每升。

五、注意事项

凡造成白细胞计数误差的因素在嗜酸性粒细胞计数时均应注意。如用伊红丙酮稀释液,标本应立即计数(<30分钟),否则嗜酸性粒细胞渐被破坏,使结果偏低。血细胞稀释液在混匀过程中,不宜过分振摇,以免嗜酸性粒细胞破碎。若

用甘油丙酮之类稀释液,稠度较大,不易混匀,须适当延长混匀时间。注意识别残留的中性粒细胞。若嗜酸性粒细胞破坏,可适当增加乙醇、丙酮剂量;反之,中性粒细胞破坏不全时,可适当减少剂量。住院患者嗜酸性粒细胞计数,应固定时间,以免受日间生理变化的影响。

六、正常参考值

国外报道为$(0.04\sim0.44)\times10^9/L$,国内天津地区调查健康成人嗜酸性粒细胞数为$(0\sim0.68)\times10^9/L$,平均为$0.219\times10^9/L$。

七、临床意义

(一)生理变异

一天之内嗜酸性粒细胞波动较大,上午 10 点到中午最低,午夜至凌晨 4 点最高。在劳动、寒冷、饥饿、精神等因素刺激下,由于交感神经兴奋,促肾上腺皮质激素(ACTH)分泌增多,可阻止骨髓内嗜酸性粒细胞释放,并使其向组织浸润,从而使外周血中嗜酸性粒细胞计数减少。

(二)观察急性传染病的预后

肾上腺皮质激素有促进机体抗感染的能力。急性传染病时,肾上腺皮质激素分泌增加,嗜酸性粒细胞减少,恢复期嗜酸性粒细胞又逐渐增加。若嗜酸性粒细胞持续下降,甚至完全消失,说明病情严重;反之,嗜酸性粒细胞重新出现,则为恢复期的表现。如果临床症状严重,而嗜酸性粒细胞不减少,说明肾上腺皮质功能衰竭。

(三)观察手术和烧伤患者的预后

手术后 4 小时嗜酸性粒细胞显著减少,甚至消失,24~48 小时后逐渐增多,增多速度与病情的变化基本一致。大面积烧伤患者,数小时后嗜酸性粒细胞下降至零,且维持时间较长,若手术或大面积烧伤后,患者嗜酸性粒细胞不下降或持续下降,说明预后不良。

第四章

凝 血 检 验

第一节　血小板检测

血小板由骨髓巨核细胞膜延伸而裂解生成并释放入血,健康成人以每天 $40\times10^9/L$ 的速度更新,寿命为 $7\sim11$ 天,浓度水平为 $(125\sim350)\times10^9/L$。血小板主要参与人体止血、炎症和免疫反应等多种生理病理过程,其生成受到血小板生成素、生长因子、炎性因子等因素调控,衰老的血小板主要在脾脏和肝脏网状内皮系统被破坏。在一期止血过程中,血小板通过其表面糖蛋白 Ⅰ b/Ⅸ/Ⅴ (GP Ⅰ b/Ⅸ/Ⅴ)复合物与血管性血友病因子(von willebrand factor,vWF)结合,介导高剪切力下血小板黏附到受损的血管内皮下结构;而 GP Ⅱ b/Ⅲ a 则通过与纤维蛋白原或 vWF 结合实现血小板聚集,同时血小板还通过脱颗粒释放胞内促凝物质放大活化效应。血小板质量和数量的异常均可导致出血性或血栓性疾病,因此血小板数量和功能的检测对临床出血性疾病诊断以及评估临床抗血小板治疗的效果具有重要的临床价值。然而由于血小板相关检测复杂且费时费力,到目前为止仍没有统一的检测标准及结果解释。

血小板数减少是临床常见的出血性疾病的病因,根据减少的机制可分为血小板生成不足和血小板破坏增加两类。血小板计数是目前最常采用且最简单的检测方法,主要采用自动化血细胞计数仪,对于难以解释的血小板减少症患者应采用显微镜直接计数法,并进行外周血涂片观察血小板形态及大小,以排除操作不当或先天性血小板病引起的血小板数减少。为明确血小板数减少的病因,通过骨髓检查明确血小板生成减少性疾病及排除血小板破坏增加性疾病;网织血小板比例测定可辅助诊断血小板破坏增加引起的血小板减少;血小板相关抗体及血小板特异性抗体的检测对免疫性血小板减少症的诊断有重要的辅助价值。

出血时间(Duke法)是最早采用的评价血小板功能的方法,该法简单易行,但试验结果易受到操作者主观影响及受试者状况的影响且具有创伤性,已不推荐使用。目前在临床及研究领域中应用最多的检测方法是20世纪60年代起开始的比浊法检测血小板聚集功能,是血小板聚集功能分析的"金标准",但由于耗时、技术要求较高等缺点限制了其在临床的广泛应用,主要在经验丰富的实验室开展。20世纪80年代发展的全血检测血小板功能法(电阻抗法)能简单且快速地用于血小板功能筛查,但并没有被广泛应用。采用全血检测的PFA-100能模拟人体内的高剪切力状态并具有需血量小等优点,在血小板功能的筛查方面已得到了认可。流式细胞仪用于检测血小板膜糖蛋白质量缺陷具有无可比拟的优势。血小板释放功能检测最常用的指标是三磷酸腺苷(adenosine triphosphate,ATP),亦可采用酶标法检测血小板内其他内容物。

一、血小板计数

血小板计数(platelet count,Plt)是指计量单位体积血液中血小板的数量。正常情况下,循环血液中血小板的数量相对稳定。但在某些生理或病理情况下,血小板计数可增多或减少,因此血小板计数是反映血小板生成与消耗(破坏)之间平衡的试验。由于血小板体积小,容易发生黏附、聚集和变性破坏,常对计数的准确性产生影响,目前血小板计数的主要方法包括血细胞分析仪法和目视显微镜计数法。

(一)试验方法

血细胞分析仪可直接检测血小板数目并提供血小板直方图来反应血小板体积大小的分布情况。仪器法检测血小板数目具有高精密度的优势,但不能完全将血小板与其他体积类似的物质(如细胞碎片或杂质)区别开来,尤其血小板直方图异常时仍需采用显微镜计数加以校正,因此显微镜计数(特别是相差显微镜)仍然是公认的参考方法。

(二)参考区间

仪器法中国汉族人群成人Plt的参考区间为$(125\sim350)\times10^9/L$。由于Plt结果受到地域、人群、年龄、标本类型和检测方法等多方面因素的影响,各实验室引用参考区间时应进行验证,必要时建立本实验室的参考区间。

(三)临床意义

1.生理变异

健康人的血小板数量比较稳定,在一天之间没有大的波动,亦无性别与年龄的明显差别。应激状态下,血小板数量可短暂增高。

2.血小板计数减少

常见于血小板破坏过多,如免疫性血小板减少症(immune thrombocytepenia,ITP)、脾功能亢进及体外循环等;血小板消耗过多如弥散性血管内凝血(disseminated inravascular coagulation,DIC)、血栓性血小板减少性紫癜、溶血性尿毒症综合征、败血症及粟粒性结核等;血小板生成障碍,如白血病、再生障碍性贫血、溶血性贫血、骨髓增生异常综合征、骨髓纤维化等;亦可见于遗传性血小板减少症,如湿疹血小板减少伴免疫缺陷综合征(Wiskott-Aldich syndrome,WAS)、MYH9相关性血小板减少症、灰色血小板综合征、巨血小板综合征、地中海血小板减少症、植物固醇血症及先天性无巨核细胞血小板减少症等。

3.血小板计数显著增多

血小板计数显著增多主要见于骨髓增殖能力增强,如原发性血小板增多症、真性红细胞增多症、慢性粒细胞白血病以及肿瘤骨髓转移(有溶骨性变化时)等。在脾切除术后,血小板计数也能呈现一过性增多。反应性血小板增多症,常见于急慢性炎症、缺铁性贫血、癌症、缺氧及创伤后,尤其儿童急性感染后常见。原发病经治疗情况改善后,血小板数量会很快下降至正常水平。

(四)结果分析及影响因素

1.采血方面的影响

必须一针见血,标本采集后与抗凝剂迅速混匀。末梢血采集时针刺深度至少2毫米,使血液自然流出,不要过度挤压。

2.放置时间的影响

静脉血在放置24小时后,血小板多发生黏附聚集并形成较大聚集团块,可造成血细胞分析仪计数误差,数量假性降低,因此应尽量缩短运输和储存的时间。

3.血小板形态异常

血小板体积过大或过小均会影响检测结果。形态异常可使血小板直方图有不规则峰型出现,体积分布低而宽,部分图形尾巴上翘,此时应采用显微镜直接计数法检测。

4.EDTA诱导的血小板减少现象

乙二胺四乙酸(EDTA)可使一些血标本中的血小板发生聚集,造成假性血小板减少现象,可采用血涂片观察并使用其他抗凝剂(枸橼酸钠)进行鉴别。

5.其他干扰因素

某些溶血性疾病时发生血管内溶血,血液标本中出现红细胞碎片,这些碎片易被血细胞分析仪误识别为血小板。慢性粒细胞性白血病经过治疗后,血液中出现大量白细胞碎片,可干扰血小板计数。严重缺铁性贫血患者,如血小板平均体积(meam platelet volume,MPV)<60 fL 时,一些完整的小型红细胞体积可<30 fL,也会影响血小板计数的准确性。

二、网织血小板检测

网织血小板(reticulated platelets,RP)是从骨髓中释放入血的新生血小板,与成熟血小板相比,网织血小板体积更大,RNA 含量多,蛋白质合成能力强。随着血小板的成熟,胞浆内 mRNA 逐渐消失,体积逐渐变小。网织血小板计数可以比较精确地反映骨髓内血小板生成情况。目前主要通过流式细胞仪和血细胞分析仪两种方法进行测定。

(一)试验原理与方法

网织血小板中含有丰富的 RNA,荧光染料噻唑橙(thiazole orange,TO)具有透过活细胞膜特异性结合 DNA/RNA 的特性,当其与 DNA 或 RNA 结合后,发射荧光的能力可增大 3 000 倍。采用荧光标记的血小板膜糖蛋白单克隆抗体标记血小板,通过流式细胞仪检测 TO 阳性血小板的百分率和荧光强度。荧光强度可反映血小板内部的 RNA 含量,即网织血小板成熟情况。

全自动血细胞分析仪检测网织血小板是在流式分析的基础上,通过设门构建网织红细胞和网织血小板的检测通道,并利用分析软件对网织血小板进行识别和计量,从而得到网织血小板的比例和绝对值,并在散点图上标以不同颜色以便区分。

(二)参考区间

采用血细胞全自动分析仪 Sysmex XE-2100 建立的网织血小板计数的参考区间如下。网织血小板百分比:男性为 $1.07\% \sim 6.90\%$,女性为 $0.58\% \sim 6.00\%$;网织血小板绝对值:男性为 $(2.60 \sim 13.00) \times 10^9/L$,女性为 $(1.55 \sim 11.85) \times 10^9/L$。不同检测系统间存在差异,建议每个实验室制定自己的健康人参考区间或对制造商提供的参考区间进行充分验证。采用流式细胞术检测,因影响因素较多,每个实验室需建立各自的参考区间。

(三)临床意义

网织血小板计数增高见于免疫性血小板减少症、血栓性血小板减少性紫癜和溶血性尿毒症综合征等血小板破坏与消耗增加类的疾病;网织血小板计数降低见于再生障碍性贫血、骨髓增生异常综合征和白血病等血小板生成减少类疾病。

1.鉴别血小板减少症

在血小板破坏增多或生成不足所致的疾病中,网织血小板的比例会有显著变化,并可与其他血小板生成不足性疾病(如脾功能亢进等)相鉴别。研究发现ITP患者血小板破坏增加,骨髓生成血小板加快,外周血中新生血小板增多,使网织血小板比例升高,而在有些患者中可高达50%～60%,在临床上可作为ITP诊断的重要指标。脾功能亢进虽有血小板减少,但网织血小板比例接近正常。

2.反映骨髓抑制后血小板生成能力的恢复

再生障碍性贫血、白血病及肿瘤浸润等患者由于骨髓增殖受抑,血小板总数减少,而网织血小板比例基本正常。化疗后,在血小板计数上升前4～5天,网织血小板比例即开始明显增高。因此网织血小板比血小板计数能更敏感地反映血小板再生情况。

3.原发性血小板增多症(primary thrombocytosis,PT)

PT未并发血栓形成时,网织血小板比例与健康人水平相当;PT并发血栓形成时,网织血小板比例显著高于健康人,可能是与网织血小板对凝血酶原受体激动肽等多种活化诱导剂的刺激有较强反应性有关。

(四)结果分析及影响因素

标本放置时间不宜过长,应尽量使用新鲜标本进行检测。利用流式细胞仪进行检测时,在孵育过程中,网织血小板随TO浓度的增加和/或孵育时间的增加呈非饱和性增加,其原因可能与TO的亲脂性有关,各个实验室应该建立自己的标准操作流程及参考区间,以达到对临床的辅助诊断目的。

三、血小板形态学检查

(一)试验原理与方法

血小板的形态与功能密切相关,通过血小板形态检查,有助于对疾病进行鉴别以及发病机制的研究。血液分析仪作为一种筛查手段,当细胞数量、比例、分布参数或直方图等发生异常或为临床疑似血液系统疾病时,有必要进行血涂片检查。在某些病理情况下,分析软件不能拟合血小板分布状态时,亦须通过血涂片和人工显微镜血小板计数以明确诊断。

正常血小板体积小,呈圆、椭圆或不规则形,直径 1.5～3.0 μm,胞质呈灰蓝或粉红色,内含较多紫红色颗粒,中心有颗粒区,周围透明的胞质称透明区,无细胞核。血小板可散在,亦可呈聚集状态,聚集的血小板数量不等。在血涂片中血小板由于被激活,使颗粒易集中在胞体中央并可见伪足伸出,活化的血小板则呈不规则形,表面有大量星芒状突起,彼此间常发生黏附和聚集。

(二)临床意义

1.大小的变化

病理情况下,血小板可出现明显体积变化,大血小板直径可大于 $3.3~\mu m$,主要见于 MYH9 相关性血小板减少症、灰色血小板综合征、巨血小板综合征、地中海血小板减少症、植物固醇血症。在 ITP、慢性粒细胞白血病及某些反应性骨髓增生旺盛的疾病可偶见畸形且偏大的血小板。小血小板常见于 Wiskott-Aldich 综合征。

2.形态的变化

正常人外周血中的血小板多为成熟型,也可见少量形态不规则或畸形血小板,但所占比值一般较低。当骨髓巨核细胞增生旺盛时,尤其是重症 ITP 或慢性粒细胞白血病时,可以见到大量蓝色的、巨大的血小板。巨血小板综合征患者的血小板计数常轻度减少,伴巨大血小板,直径可达 $8~\mu m$,其嗜天青颗粒集中在血小板中央,形成假核状或淋巴细胞样,为本病的形态学特征。急性 ITP 患者血小板形态大致正常,慢性患者可见异形、巨大血小板等改变。血栓性血小板减少性紫癜患者血小板计数减少,亦可见大血小板,并可见较多的红细胞碎片,呈盔形、新月形、小球形等。植物固醇血症患者血小板计数常轻度减少,同时伴偏大至巨大血小板,血小板内容物被周边一圈空泡包围,且口型及靶型红细胞也多见。灰色血小板综合征患者可见血小板内颗粒缺乏、呈苍白状。

3.血小板分布情况

功能正常的血小板在外周血涂片上可聚集成小团或成簇。原发性血小板增多症,血小板聚集成团甚至占满整个油镜视野,其中可见小型、大型、巨型及畸形血小板,偶见巨核细胞碎片。再生障碍性贫血时,涂片中血小板数量明显减少。EDTA 诱导的血小板数减少可见 EDTA 抗凝静脉血涂片中血小板聚集成团,而指尖血涂片血小板分布正常。血小板无力症患者血涂片中的血小板形态与数量未见异常,但血小板散在分布,几乎见不到聚集的血小板。

四、血小板功能检测

体外血小板功能检测包括血小板黏附功能、血小板聚集功能、血小板释放功能试验等。在抗凝血标本中加入血小板聚集诱导剂,如胶原、二磷酸腺苷(adenosine diphosphate,ADP)等,模拟体内环境以间接判断体内血小板功能状态。由于试验结果受到取血、操作、设备、试剂等多种因素影响,各项血小板功能试验结果在室内和室间均存在较大差异,国内尚未建立完善的标准操作规范。因而在解释试验结果时需注意排除相关干扰因素,各实验室需建立自己的操作流程和参考区间。多种整体反应血小板功能状态的试验方法已逐步应用于临床,在出血性疾病筛查和抗血小板治疗监测中得到推广。

(一)血小板聚集试验

血小板聚集试验是被广泛应用的血小板功能检测方法,有比浊法、阻抗法(全血法)、光散射法等,目前仍以比浊法最常用。血小板聚集诱导剂主要包括ADP、胶原、花生四烯酸(arachidonic acid,AA)和瑞斯托霉素(ristocetin,R)等。虽然比浊法简便易行且应用更广泛,但易受患者采血前状态、血液采集过程、富血小板血浆(platelet rich plasma,PRP)制备过程、检测和分析过程等多种因素的影响,至今仍未标准化。2013 年,国际血栓与止血学会公布了比浊法检测血小板聚集功能操作指南。

1.试验原理与方法

(1)试验原理:PRP 在连续搅拌条件下,加入血小板聚集诱导剂,诱导剂与血小板膜上相应的受体结合,使血小板活化并导致血小板发生聚集,PRP 悬液的浊度减低、透光度增加。光电系统将光浊度的变化转换为电讯号的变化,在记录仪上予以记录,根据描记曲线计算出血小板聚集的速率。由于在血小板聚集过程中需要血小板膜糖蛋白、纤维蛋白原与 Ca^{2+} 的参与,因而血小板聚集率可反映血小板数量和功能状态、血浆纤维蛋白原含量和 vWF 水平等。

(2)检测方法如下。

标本采集:从肘静脉顺利取血 4.5 mL,注入含 0.5 mL 枸橼酸钠(0.129 mol/L)的硅化或塑料试管中。

标本处理及检测:①以 200 g 离心 10 分钟,取出上层血浆即为 PRP,将剩余血液以 1 500 g 离心 15 分钟,上层较为透明的液体即为乏血小板血浆(platelet pool plasma,PPP)。②将 PRP 及 PPP 分别加入两支比浊管内,以 PPP 管调零,并加搅拌磁棒(1 000 转/分),在 37 ℃预热3分钟。③将小于 1/10 体积的诱导剂加入 PRP 中,同时开始搅拌(1 000 转/分),记录至少5分钟聚集波型。④测量最大聚集距 PRP 基线的高度(h_1)及 PPP 基线之间的高度(h_0),通过公式 MAR=$h_1/h_0×100\%$获得最大血小板聚集率。

诱导剂的选择:不同的诱导剂检测不同种类的血小板异常,初始检测时不必使用全部的诱导剂,可应用常规诱导剂在标准剂量下检测血小板聚集情况,有异常时再进一步检测。一般情况下,如果低浓度的诱导剂不聚集,再进行高浓度的诱导剂检测;而对于怀疑 2B 型或血小板型血管性血友病(von Willebrand disease,vWD)的患者在常规 1.2 mg/mL 瑞斯托霉素聚集正常时,需进行低浓度(0.5~0.7 mg/mL)瑞斯托霉素检测;如果花生四烯酸聚集降低,需采用血栓素 A_2 的稳类似物 U46619 来区分阿司匹林样缺陷还是血栓烷受体缺陷。

2.参考区间

使用不同种类、不同浓度的血小板聚集诱导剂,最大血小板聚集率的参考区间有显著差别,多在50%~100%,各实验室需建立自己的健康人参考区间。

3.临床意义

(1)血小板聚集率减低:见于血小板无力症、巨大血小板综合征、贮藏池病、低(无)纤维蛋白原血症、尿毒症、肝硬化、维生素 B_{12} 缺乏症和服用血小板抑制药等。

(2)血小板聚集率增高:见于高凝状态和血栓性疾病,如急性心肌梗死、心绞痛、糖尿病、脑血管疾病、深静脉血栓形成、先天性心脏病、高 β 脂蛋白血症、抗原-抗体复合物反应、人工瓣膜、口服避孕药和吸烟等。

4.结果分析及影响因素

血小板聚集试验最易受到采血及制备过程等多种因素的影响,在结果分析时需注意排除各种影响因素,必要时重新采集标本重复测定。

(1)药物的影响:阿司匹林、氯吡格雷、替罗非班、替格瑞洛、双嘧达莫、肝素和部分口服抗凝剂均可抑制血小板聚集。各种药物间的机制、半衰期均存在差异,因此监测时间也不同,如100 mg阿司匹林作用可持续 1 周,停药 7 天以上,血小板聚集试验才可能恢复至正常水平。

(2)标本采集的影响:采血过程应顺利,避免反复穿刺而将组织液混入血液或混入气泡。前3~4 mL 血液不能用于聚集实验,采集血标本应放入塑料试管或硅化的玻璃管中避免血小板活化。标本应在室温下静置 15 分钟,且采血后 4 小时内完成试验,时间过长会降低血小板的聚集强度和速度。采血后,标本应放在 15~25 ℃室温下为宜,低温会致使血小板激活。

(3)标本 pH 的影响:血浆标本 pH 处于 6.8~8.5 时可获得最佳聚集效果。

(4)标本制备的影响:PRP 在制备过程中不应采用带制动的离心机,对于巨大血小板患者可采用自然沉降法获取 PRP。PRP 中如混有红细胞或标本溶血以及血脂过高等因素均可降低透光度,影响血小板聚集率,应在报告中注明。血小板数量过低亦可影响血小板聚集,应在报告中注明。

(5)诱导剂影响:诱导剂应妥善保存,ADP配制成溶液后宜在-20 ℃冰箱贮藏,一般半年内不会降低活性;肾上腺素的存储和使用过程应避光。

(二)血小板三磷酸腺苷释放功能检测

1.试验原理与方法

(1)试验原理:血小板中多数腺嘌呤核苷酸储存在致密颗粒中,其中ATP的储存率为40%,ADP的储存率为60%。血小板受诱导剂刺激活化时,致密颗粒中ATP、ADP被释放至细胞外,诱导剂刺激后血小板细胞外液中ATP含量变化可反映血小板的释放功能。荧光素-荧光素酶和ATP同时存在情况下会发射荧光,光强度与ATP浓度平行。血小板释放反应中产生的ADP在磷酸烯醇丙酮酸作用下转变为ATP,通过荧光强度的测定可计算出血小板释放的ATP和ADP总量。

(2)检测方法:以Chrono-log血小板聚集仪为例,利用荧光法与血小板聚集同步测定。①标本采集与处理:以0.129 mol/L枸橼酸钠抗凝全血制备PRP。②绘制标准曲线:在调零后,反应杯中加入不同浓度的ATP标准品,检测并将测定结果绘制成反应曲线。③样本检测:在基底液调零后,加入相应的诱导剂(如ADP),进行检测并保存检测结果,软件记录释放曲线,根据峰值与ATP标准品曲线计算ATP释放量。

2.参考区间

每个实验室需建立各自的参考区间,以ADP(浓度为3.6 μmol/L)作为诱导剂时,ATP释放量为$(1.8\pm0.8)\mu$mol/10^{11}个血小板。

3.临床意义

常规检测时,需同时测定正常人血小板ATP释放量作为参照。血小板ATP释放量减少见于骨髓增生异常综合征、ITP、多发性骨髓瘤、霍奇金病以及服用抗血小板药物。贮存池病时,ATP释放减少,血小板聚集二相波消失,为贮存池病最为突出的特征。

4.结果分析及影响因素

采血及制备PRP的过程是否规范化、对照样本的选择、环境因素刺激血小板活化等均可干扰检测结果。

(三)血小板功能分析仪

PFA-100型血小板功能分析仪可用于快速和准确评估血小板功能。该检测仪可模拟体内初期止血过程,敏感反映高剪切力下血小板的止血功能,既可用于检测与血小板黏附、聚集、血小板栓子形成相关的初期止血障碍疾病(如 vWD 和血小板病的筛选),也可用于评估抗血小板药物疗效(如抗血小板药物治疗监测和外科手术前初期止血功能的评价)。而对于凝血因子缺乏性疾病如血友病 A、血友病 B 及无纤维蛋白原血症,PFA-100 测定结果正常。该试验用血量少,耗时短(3~5 分钟),可代替出血时间测定作为筛选试验。由于仍属于功能筛选试验,且 PFA-100 的仪器与配套试剂较贵,该试验提供的信息有限。

1.试验原理与方法

(1)试验原理:该装置使抗凝全血按一定速率通过涂有胶原和肾上腺素或 ADP 的小孔,使血小板暴露在剪切力及相关诱导剂环境下,血小板发生聚集逐步填充并堵塞小孔,血流停止。中央小孔完全被血小板栓子阻塞所需要的时间即为闭合时间(closure time,CT)。

(2)检测方法:取枸橼酸钠抗凝血 0.8 mL 加到装有一次性试管的槽内(要求采集 4 小时内的血样),预温至 37 ℃,然后利用真空吸力使血样通过直径200 μm 的不锈钢毛细管和直径为150 μm 的硝酸纤维膜微孔,膜上包被胶原蛋白和肾上腺素或 ADP。在 5 000~6 000/秒的高切变和诱导剂的作用下,血小板产生聚集,形成栓子,阻碍血流。检测堵塞微孔所需的时间。

2.临床意义

(1)血小板数目及 vWF 含量的异常:CT 与血小板数目呈负相关,当血小板数<50×10⁹/L 时,CT 通常延长,当血小板数<10×10⁹/L 时,CT 明显延长甚至不闭合。CT 与血浆 vWF 的水平呈负相关,O 型血人群由于血中 vWF 含量较其他血型低,因此 CT 延长 10%~20%。

(2)血小板质量异常:胶原/肾上腺素(C/EPI)和胶原/二磷酸腺苷(C/ADP)诱导的 CT 均延长,除血小板减少的因素外,遗传性血小板病(如血小板无力症、Bernard-Soulier 综合征、灰色血小板综合征)、血管性血友病也是常见原因。C/EPI的 CT 延长也见于其他遗传性血小板病(如 WAS、MYH9 相关疾病)。

(3)抗血小板药物的影响:拮抗血小板膜糖蛋白 aⅡbβ3 类药物,如阿昔单抗、依替巴肽、替罗非班,该类药物应用后 C/EPI 和 C/ADP 的 CT 明显延长,与血小板无力症相似。阿昔单抗停药 12 小时后,依替巴肽停药 4~6 小时后,CT 方可恢复正常。应用抑制 COX-1 活性类的非甾体抗炎药(阿司匹林等),95% 的健康人应用后 C/EPI 的 CT 延长,而 C/ADP 的 CT 无变化。而冠脉及外周动脉病变的患者服药后,只有 20%~50% 患者表现为 C/EPI 的 CT 延长。阿司匹林停药 6 天后,CT 才能恢复正常,布洛芬停药24 小时即可恢复正常。

(4)监测 DDAVP 的疗效:1 型 vWD 患者应用 DDAVP 治疗后可明显缩短 C/ADP 和 C/EPI 的 CT,且随血浆 vWF 水平的升高而缩短,因此可用于监测 1 型vWD 患者对 DDAVP 的反应。

(5)其他:CT 反映血小板及其他参与止血过程的成分的整体功能状态,因此当测定结果高于参考区间时,需要行进一步实验室检查以明确原因,同时结合病史、用药史、临床表现和其他实验室检查。

3.结果分析及影响因素

分析前多种因素会影响检测结果,应注意控制和排除,如多种药物可影响血小板功能,因此应询问患者用药史;食物中脂肪或脂肪酸可能抑制血小板功能,检测前提醒患者清淡饮食;标本溶血会降低血细胞比容,释放 ADP,影响闭合时间。检测过程中的注意事项包括:血沉较快的患者可能会发生血细胞分层,需充分混匀抗凝全血或需多次重复;在检测过程中应注意是否有微血栓或气泡混入,微血栓和气泡会对检测结果产生影响。

五、血小板膜糖蛋白检测

血小板膜糖蛋白分为质膜糖蛋白和颗粒膜糖蛋白,前者主要包括 GPⅠb/Ⅸ/Ⅴ、GPⅡb/Ⅲa、GPⅠa/Ⅱa等,后者主要包括 CD62p 和 CD63。CD62p 又称 P-选择素或 GMP140,仅表达于未活化的血小板颗粒膜上;血小板活化后,CD62p 分子在质膜呈高表达。CD63 在静止血小板仅分布于溶酶体膜,血小板活化后随颗粒脱落而表达在血小板膜表面。因此 CD62P 和 CD63 在质膜上高表达被视为血小板活化的分子标志物。过去常采用放射免疫法及 SDS-聚丙烯酰胺凝胶电泳法测定,费时费力。目前多使用流式细胞术测定血小板膜糖蛋白表达情况,操作简单方便,对诊断遗传性血小板病有较高价值。

(一)试验原理与方法

1.试验原理

采用荧光素标记的抗血小板膜糖蛋白特异性单克隆抗体作为探针,与血小板膜糖蛋白特异性结合,结合的量与血小板膜糖蛋白含量呈正比。

2.检测方法

(1)采集 EDTA 或枸橼酸钠抗凝的全血,准备荧光素标记的血小板 CD62p、CD63、CD42、CD41 和 CD61 等待测指标的抗体。

(2)加样步骤:①向样本管 1 中依次加入 10 μL 荧光素标记的抗体(具体见

抗体说明)、100 μL 磷酸盐缓冲液(phosphate buffer solution,PBS)和 5 μL 待测全血;②向样本管 2 中依次加入 10 μL 荧光素标记的抗体、100 μL PBS 和 5 μL 正常人全血;③向对照管中依次加入 10 μL 荧光素标记的同型对照抗体、100 μL PBS 和 5 μL 待测全血。④轻轻混匀,室温避光孵育15 分钟。

(3)加入 1 mL PBS(含 1.0%多聚甲醛)终止反应,用流式细胞仪进行分析。

(4)根据前向角散射(FS-LOG)与侧向角散射(SS-LOG)圈定血小板。以对照管设定阳性阈值,测定 5 000～10 000 个血小板的荧光阳性百分率及平均荧光强度(mean flourscence indensity,MFI)。

(二)参考区间

设定健康人标本平行对照,不同检测体系血小板荧光表达率及 MFI 不同,每个实验室需建立各自的标准。

(三)临床意义

1.血小板功能缺陷

GP Ⅰ b 缺乏,见于巨大血小板综合征;GP Ⅱ b/Ⅲ a 缺乏,见于血小板无力症;活化后 CD62p 表达减低或缺乏,见于血小板贮存池缺陷病。

2.血栓前或血栓性疾病

CD62p、CD63 表达增加是血小板活化的特异性标志。急性冠脉综合征、急性脑卒中、糖尿病、高血压、外周动脉血管病均可见血小板活化显著增加。

(四)结果分析及影响因素

血液标本采集与样本处理过程中可能导致血小板的体外激活,引起糖蛋白表达增高,出现假阳性结果。

六、血小板自身抗体检测

血小板自身抗体是机体免疫系统所产生的针对血小板膜糖蛋白 GP Ⅰ b/Ⅸ、GP Ⅱ b、GP Ⅲ a 和 GP Ⅰ a/Ⅱ a 等抗原的自身抗体,这些抗体与血小板膜上的相应抗原结合后使血小板被单核巨噬系统大量破坏,表现为血小板数量减少和皮肤黏膜出血。目前血小板自身抗体检测主要包括血小板相关抗体检测及血小板特异性自身抗体检测,前者敏感性可达 90%,但特异性较差,不能区分真正的抗血小板抗体与血小板表面非特异性吸附的抗体。血小板抗原单克隆抗体固相化法(MAIPA 法)与改良抗原捕获 ELISA 法可特异性检测抗血小板自身抗体,但其灵敏度较低,操作复杂烦琐,限制了其在临床的普及应用。

(一)血小板相关抗体检测

1.试验原理与方法

(1)试验原理:血小板相关抗体大多数为 IgG,荧光素标记的抗人 IgG 能够与血小板相关抗体特异性结合,血小板表面 IgG 越多,结合的荧光标记抗体越多,通过检测荧光强度能够定量检测血小板相关抗体。

(2)检测方法如下。①血小板样本的制备:取正常人 EDTA 抗凝静脉血离心 5 分钟,取 PRP,用血小板洗涤液 TEN 洗涤 3 次,调整血小板浓度至 $1\times10^8/mL$ 备用。取待测血浆 50 μL,加入洗涤血小板50 μL,室温孵育 60 分钟,用 TEN 洗涤 3 次。②血小板相关抗体标记测定:向上述制备的样本中加入10 μL FITC 标记的羊抗人 IgG 工作液,在室温下避光孵育 15 分钟,加入 800 μL PBS 进行流式检测。选择波长 488 nm 氩离子激发光,以 FSC-SSC 调整前向角和侧向角电压,选出血小板群。调整仪器处于正常状态,以荧光强度反映血小板表面 IgG 含量,测定荧光标记阳性血小板的百分率。

2.参考区间

不同实验室应建立各自血小板表面 IgG 百分率及荧光强度的参考区间。

3.临床意义

(1)血小板相关抗体增加见于各种原因的免疫性血小板减少症,对疾病的诊断、疗效及预后有一定价值。本法虽较敏感,但特异性差,对区分原发性或继发性免疫性血小板减少症无意义。

(2)血小板生成减少的患者(如再生障碍性贫血)该指标不增高。皮质类固醇可影响结果,在停药 2 周后检测更具有准确性。

(二)血小板特异性自身抗体检测(MAIPA 法)

1.试验原理与方法

(1)试验原理:洗涤过的正常人血小板与患者血浆孵育,患者自身抗体与正常人血小板糖蛋白结合。裂解血小板,将上清液加入预先包被抗鼠 IgG 和被捕获的相应特异性抗体的高吸附板上,用过氧化物酶标记的抗人 IgG 检测结合在糖蛋白上的自身抗体,用显色剂显色。

(2)检测方法如下。①试验用酶标板制备:用碳酸盐缓冲液稀释羊抗鼠 IgG,包被酶标板每孔 100 μL,4 ℃过夜。次日用含 2‰牛血清蛋白的 PBS 封闭,4 ℃过夜。第三日取出甩干后放置冰箱,待用。将不同的鼠源抗血小板膜糖蛋白单克隆抗体分别加入上述已准备的酶标板中,每孔 50 μL,置于 37 ℃条件下孵育 60 分钟,用洗涤液(含 0.01 mol/L Tween-20 的 PBS)洗板 3 次。②标本检测:收集 O 型正常人洗涤血小板,调整血小板浓度为 $1\times10^9/mL$,每管加入约 1×10^8 个血小板及 110 μL ITP 患者血浆,混匀后,置于室温条件下孵育 60 分钟。用含 0.5% 乙二胺四乙酸钙二钠(EDTA-Na$_2$)的 PBS 洗涤血小板 3 次,加入血小板裂解液每管 110 μL,震荡混匀,置于 4 ℃ 条件下孵育 30 分钟。10 000 转/分,离心 30 分钟,取上清稀释,加入已制备酶标板中,置于 37 ℃ 条件下孵育 60 分钟,用洗涤液洗板 3 次。每孔加入辣根过氧化物酶(horse radish peroxidase,HRP)标记的抗人酶标二抗 100 μL,置于 37 ℃ 条件下孵育 60 分钟后,用洗涤液洗涤 6 次。加入四甲基联苯胺显色,用 3mol/L H$_2$SO$_4$ 终止,在 490 nm 波长条件下测定吸光度。

2. 参考区间

每次检测需设立 4 例健康人血浆作为正常对照,并计算其检测结果(OD 值)的均值和标准差,以均值+3 倍标准差为参考区间上限,OD 值大于上限者为阳性。

3. 临床意义

(1)TP 辅助诊断:正常人抗血小板自身抗体检测阴性,ITP 患者常呈阳性,且为针对单个或多个血小板膜糖蛋白自身抗体阳性。该方法虽特异性较高,但敏感性不足,是诊断 ITP 的主要参考指标。

(2)ITP 患者的疗效与预后判断:如 ITP 患者抗 GPⅠb/Ⅸ自身抗体阳性,则疗效相对较差或易复发。发病半年内抗血小板自身抗体不能转阴者,多数易转为慢性 ITP。

(3)血小板同种抗体的辅助诊断:血小板同种抗原 PLA、Yuk 及 Bak 系统均位于 GPⅡb/Ⅲa 上,故此法亦适用于血小板同种抗体的检测,是诊断新生儿同种免疫性血小板减少症与输血后紫癜的主要指标。

第二节 抗凝蛋白检测

对抗凝蛋白研究的历史比凝血因子更为悠久,早在 20 世纪初,研究者们就已经开始了对凝血酶生成抑制的观察,直至目前,关于抗凝蛋白及其作用机制仍在不断深入探索之中。在各种病生理因素的影响下,抗凝血系统通过多种抗凝途径实现对凝血因子的灭活和抑制,以有效防止血栓形成。当抗凝血系统出现先天性或获得性抗凝蛋白缺陷时,可导致血栓风险或静、动脉血栓形成。抗凝血系统的组成成分包括抗凝血酶(antithrombin,AT)、蛋白 C(protein C,PC)、蛋白 S(protein S,PS)、蛋白 C 抑制物、凝血酶调节蛋白(thrombomodulin,TM)、组织因子途径抑制物(tissue factor pathway inhibitor,TFPI)、内皮细胞蛋白 C 受体(endothelial protein C receptor,EPCR)、蛋白 Z 和依赖蛋白 Z 的蛋白酶抑制剂、肝素和肝素辅因子 II、α_1-抗胰蛋白酶、α_2-巨球蛋白、C_1 酯酶抑制物和蛋白酶连接素 I 等。近年来,抗凝血系统在抗炎、抗凋亡、细胞保护和免疫调节等领域的研究逐步深入,对抗凝蛋白的认知已经从基础的病理生理机制逐渐拓展至新型药物的研发,因此预期未来相关的实验室检测将在多种慢性疾病的病情监测和疗效评估中产生积极意义。

一、抗凝血酶检测

AT 是血浆中重要的生理性抗凝蛋白质,主要由肝脏合成,在血管内皮细胞、巨核细胞及其他脏器(如心、脑、脾、肺、肾和肠)也可少量生成。AT 不但是凝血酶的主要抑制物,还可以中和凝血途径中的其他丝氨酸蛋白酶,如凝血因子 IX a、X a、XI a 和 XII a 等。AT 的抗凝机制是其活性位点被丝氨酸蛋白酶裂解,使 AT 构象发生改变并与丝氨酸蛋白酶以共价结合形式形成不可逆的 1:1 复合物。肝素可与 AT 的赖氨酸残基结合,改变其蛋白质构象,使其更易与凝血因子结合。肝素-抗凝血酶复合物对 F VII a 有缓慢的抑制作用,而对 F VII a-Ca^{2+}-TF 复合物的抑制速度则显著加快。

(一)检测指征

AT 检测主要用于获得性或遗传性缺陷的诊断、早期 DIC 的监测、静脉血栓高风险人群的筛查、抗凝血酶替代疗法的监测、肝素类药物和磺达肝癸钠等耐药原因的确认、感染性和变应性炎症的病情监测。

(二)试验原理与方法

AT 检测应采用 0.105 mol/L 枸橼酸钠抗凝的血浆标本,血清标本在血凝块形成的过程中可使 AT 降低约 30%。

1.抗凝血酶活性检测(AT:A,发色底物法)

(1)方法 1:在待检血浆中加入过量的凝血酶,凝血酶与血浆中的 AT 形成 1:1 的复合物,剩余的凝血酶(或 F X a)作用于发色底物显色肽 S2238,裂解出显色基团对硝基苯胺(paranitroaniline,pNA),显色程度与剩余凝血酶的量呈正相关,而与血浆 AT:A 呈负相关。

(2)方法 2:在有过量肝素的条件下,将 FⅩa 试剂与待测血浆混合孵育。剩余 FⅩa 作用于发色底物,裂解出显色基团 pNA,在 405 nm 波长下检测,显色程度与血浆 AT:A 呈负相关。

2.抗凝血酶抗原含量检测(AT:Ag,ELISA 法)

将抗 AT 抗体包被在固相板上,标本中的 AT 与固相的抗 AT 抗体特异性结合,再加入酶标记的抗 AT 抗体,形成抗体-抗原-酶标记抗体复合物,加入显色基质后,根据显色深浅判断标本中 AT 的含量,显色强度与标本中的 AT 含量呈正相关。

(三)参考区间

健康人 AT:A 参考区间在不同检测系统间存在差异,多为 80%~128%。新生儿和小于1岁的幼儿的 AT:A 低于成人,16 岁前可略高于成人。近年来国内的相关研究显示,AT:A 在女性人群随年龄增长而逐步增加,在 50 岁后男性人群明显下降。目前临床上主要的检测系统均提供健康人群参考区间,但由于人体止凝血功能受到地域、人群、年龄和饮食结构等多方面因素的影响,因此建议每个实验室制定自己的健康人参考区间或对制造商提供的参考区间进行充分验证。

(四)临床意义

1.遗传性抗凝血酶缺乏症

Lane 等在 1997 年将遗传性抗凝血酶缺乏症分为两个类型,其中Ⅰ型特征为 AT 抗原含量(AT:Ag)和 AT 蛋白功能平行下降,Ⅱ型特征为 AT:Ag 正常,但 AT 蛋白功能异常。根据蛋白功能异常的不同特点,Ⅱ型缺乏症又进一步分为 RS、HBS 和 PE 等三个亚型。

遗传性 AT 缺陷患者常在手术、创伤、感染、妊娠期或产褥期发生或反复发生静脉血栓。临床表现主要为静脉血栓形成,部位多在下肢深部静脉,其次为髂静脉、肠系膜静脉,其中约有半数患者发生肺栓塞,少数患者发生缺血性脑卒中,偶见其他类型动脉血栓(如腹主动脉血栓)。明确诊断需要进行实验室检测,一般在尚未进行抗凝、溶栓治疗或在抗凝治疗停止后半个月检查适宜。

2.获得性抗凝血酶缺乏症

(1)合成减少:由于肝脏是合成 AT 的主要器官,因此肝硬化、重症肝炎、肝癌晚期、急性肝衰竭及营养不良时,抗凝血酶活性与含量均减低,其异常程度通常与疾病严重程度相关,可在伴有或不伴有其他风险因素的情况下诱发静、动脉血栓形成。

(2)消耗性减少:高凝状态和血栓性疾病时,凝血系统的过度活化可大量消耗血浆中的 AT,常见于脓毒症、弥散性血管内凝血(disseminated intravascular coagulation,DIC)、急性静脉血栓形成、恶性肿瘤、普外科手术和骨科大手术后、重度子痫前期、产后和口服避孕药时。脓毒症合并 DIC 患者的血浆中 AT:A 持续处于低水平提示不良预后,AT:A 越低,病死率越高。采用抗凝血酶替代治疗,可缓解患者 AT 持续下降的状态,也能降低脓毒症和中毒性休克患者的病死率,但同时出血风险会有不同程度的增加。

(3)丢失过多:肾病综合征时,由于 AT 的分子量较小,易从尿液中随清蛋白流失,患者尿中清蛋白排出量越大,血浆中 AT 丢失越多,故可成为促进肾静脉和深静脉血栓形成的重要风险。渗出性胃肠疾病、高血压所致慢性肾功能不全、大面积烧伤和多发性创伤失血等原因也会造成血浆中 AT 经由不同途径的大量丢失,进而导致严重的高凝状态或血栓形成。

(4)生理性减低:在出生后的最初几日,AT:A 会出现生理性下降,约为正常水平的 30%。早产儿肝脏合成 AT 能力不足,降低更为显著。

(5)药物引发的减少:门冬酰胺酶、肝素类药物和磺达肝癸钠、口服避孕药和雌激素、部分抗肿瘤药物(如环磷酰胺、甲氨蝶呤、丝裂霉素、贝伐单抗、沙利度胺和来那度胺)等均可因不同机制降低血浆 AT:A 水平。

(6)肝素耐药:肝素是 AT 的辅因子,可提高 AT 灭活凝血酶速率 1 000~2 000 倍,当体内 AT:A 降低时,中等剂量肝素治疗的效果将受到明显影响,并且 APTT 的监测效果也会随之变差。因此在普通肝素抗凝治疗过程中出现疑似"肝素抵抗"现象时应进行 AT:A 的检测。当 AT:A>80%,肝素可发挥正常的抗凝功能,APTT 可实现有效监测;当血浆 AT:A 为 50%~60% 时,肝素抗凝效果减低,APTT 与肝素用量之间的相关性显著降低;AT:A<30% 时,肝素无法发挥抗凝效果,APTT 与肝素用量之间几乎无相关性。此外,由于低分子肝素、磺达肝癸钠选择性结合于 AT,增强 AT 对凝血因子 Xa 的灭活作用,因此其抗凝效果也会受到 AT 缺陷的影响。

3.AT:A 增高

在变应性哮喘、血友病 A、血友病 B、胆汁淤积和使用黄体酮类药物时,可见 AT:A 增高。

（五）结果分析及影响因素

1.AT 缺陷与止凝血失衡

AT:A 处于 50%～70% 的水平,就可以引起凝血-抗凝血平衡一定程度的失调,血栓形成风险增加。由于 AT 的消耗比生成更快,所以 AT 的消耗性减低或凝血酶-抗凝血酶复合物浓度的增高是凝血异常活化的标志。更重要的是,AT 缺陷不仅导致血栓风险增加,还可对病程发展产生重要影响。

2.AT 与 DIC

DIC 多继发于脓毒症、创伤或产科并发症,常出现 AT 显著减低或快速进行性下降的现象,其机制包括抗凝血酶消耗过度、被弹性蛋白酶水解、合成减少、血管壁漏出和肾脏丢失等。在 DIC 时,AT:A 持续处于低水平提示病情未得到有效控制。由于 AT:A 水平与脓毒症患者病死率明显相关,因此被认为是预测脓毒症患者临床结局的独立评价指标。此外,大面积烧伤患者血浆 AT:A 显著减低是提示 28 天内死亡风险增加的重要指标。

3.AT 检测的影响因素

AT:A 检测可受到获得性因素的影响,如某些生理性因素或急性炎症(感染性炎症或变应性炎症)等,出现一过性减低或增高。因此不应仅凭一次检测结果作为 AT 缺陷的诊断依据。在静脉血栓事件的急性期,血浆 AT:A 可因消耗出现短暂降低,此时的检测结果不宜作为鉴别遗传性 AT 缺陷的依据。肝素类药物抗凝治疗可能会干扰 AT:A 的检测结果,建议停用肝素类药物至少 24 小时后进行检测。

二、蛋白 C 检测

Stenflo 在 1976 年从牛血浆中分离出了一种维生素 K 依赖的蛋白质,由于属于离子交换层析中的第三洗脱峰,故称为蛋白 C(protein C,PC)。PC 是一种由肝脏合成的血浆糖蛋白,以双链无活性的酶原形式存在于血浆中。在 Ca^{2+} 存在的情况下,凝血酶-凝血酶调节蛋白复合物在微血管和小血管的内皮细胞表面,将重链氨基末端裂解一段小肽,使 PC 快速激活。在大血管的内皮细胞表面,内皮细胞蛋白 C 受体(endothelial protein C receptor,EPCR)在 Ca^{2+} 和 Gla 区的参与下,使 PC 的活化得到加强。由于 EPCR 主要在大血管表面高水平表达,而在毛细血管上低表达甚至缺如,因此大血管中 PC 的活化更大程度上与 EPCR 有关。活化蛋白 C(activated protein C,APC)具有 3 种主要抗血栓功能,包括对 FⅤa 和 FⅧa 产生水解作用,通过灭活血小板表面 FⅤa 进而抑制 FⅩa

的凝血酶原活化作用,刺激组织型纤溶酶原激活物(tissue plasminogen activator,t-PA)的释放以及中和纤溶酶原活化抑制物(plasminogen activator inhibitor,PAI)。PC 缺陷合并其他血栓风险因素时,可使静脉血栓栓塞风险明显增加。此外,APC 还被认为具有独立于抗凝血机制的细胞保护和抗炎功能。临床上,血浆 PC 活性降低可见于多种慢性疾病中(如 2 型糖尿病、动脉粥样硬化、心肌梗死、慢性肠道炎性疾病、慢性肾病和尿毒症等),目前许多研究正在探索基因重组 APC 对慢性疾病进行治疗,由于前期研究中 APC 引发的出血风险较高,因此如何将 APC 的抗凝特性与细胞保护功能进行剥离已经成为亟待解决的问题。

(一)检测指征

PC 检测主要用于获得性或遗传性缺陷的诊断、静脉血栓高风险人群的筛查、口服香豆素类抗凝剂引起的皮肤坏死原因确认、雌激素替代治疗和口服避孕药时血栓风险的监测、PC 替代治疗的监测、感染性和变应性炎症的监测。

(二)试验原理与方法

1.蛋白 C 活性检测(PC:A)

(1)发色底物法:从蝮蛇毒液中提取的 Protac 为 PC 特异性的激活剂。将血浆与激活剂进行混合孵育,激活后的 PC(APC)作用于特异性发色底物 Chromozym-PCA,释放出对硝基苯胺(pNA)而显色,405 nm 波长下进行动态检测,颜色深浅与 PC:A 呈线性正相关。

(2)凝固法:为基于 APTT 的试验方法,主要是测定 PC 对 F Va 和 FⅧa 的灭活能力。由于 F V 和 FⅧ的激活可被 APC 抑制,因此 PC 的抗凝活性能使 APTT 延长。为避免干扰,标本需要稀释并与缺乏 PC 的血浆混合,加入 APTT 试剂后,再加入一种来源自铜头蝮蛇毒素的提取酶进行孵育以激活 PC,测定凝固时间,从抗凝时间标准曲线上读取结果。

2.蛋白 C 抗原含量检测(PC:Ag)

(1)ELISA 法:将抗 PC 抗体包被在固相板上,标本中的 PC 与固相的抗 PC 抗体特异性结合,再加入酶标记的抗 PC 抗体,形成抗体-抗原-酶标记抗体复合物,加入显色基质后,显色强度与标本中的 PC:Ag 呈正相关。

(2)免疫火箭电泳法:将待检血浆在含有抗人 PC 抗体的琼脂糖凝胶中电泳,血浆中的 PC 抗原与相应的抗体形成特异性的火箭电泳样免疫沉淀峰,该峰与血浆中 PC:Ag 浓度成正比。

（三）参考区间

健康人 PC:A 参考区间在不同检测系统间存在差异,多为 70%～140%。新生儿和小于1岁幼儿的 PC:A 低于成人,青少年阶段达到成人水平。近年来国内的相关研究显示,女性血浆 PC:A 低于男性,在不同性别人群均随年龄增长而增加,在 50 岁后男性人群呈下降趋势。目前临床上主要的检测系统均提供健康人群参考区间,但由于人体止凝血功能受到地域、人群、年龄和饮食结构等多方面因素的影响,因此建议每个实验室制定自己的健康人参考区间或对制造商提供的参考区间进行充分验证。

（四）临床意义

1.遗传性蛋白 C 缺乏症

根据 PC 的功能和水平的异常特征,遗传性蛋白 C 缺乏症可分为两个类型,其中Ⅰ型的特征为血浆 PC 活性与含量平行下降;Ⅱ型特征为 PC:Ag 正常,但 PC:A 异常。根据不同活性检测方法,Ⅱ型缺乏症又进一步分为Ⅱa 和Ⅱb 两个亚型。

遗传性蛋白 C 缺乏症与静脉血栓发生和再发生密切相关。遗传性蛋白 C 缺陷合并其他血栓风险诱因(如恶性肿瘤、大手术、妊娠晚期、口服避孕药、肝病、炎性肠病或甲状腺功能亢进等)或年龄增加时,患者血栓形成风险显著增加。

2.获得性蛋白 C 缺乏症

各类型肝脏疾病时,PC 合成减少。DIC 时由于微循环中凝血活性增强以及血管内皮损伤,PC:A 显著降低。由脓毒症或肿瘤引起的急性呼吸窘迫综合征时,PC 活性和浓度降低。口服华法林可引起不同程度的 PC 缺陷,导致患者发生皮肤坏死。

3.PC:A 增高

PC:A 增高可见于变应性哮喘以及慢性疾病时的代偿性增加。

（五）结果分析及影响因素

1.PC 的其他生物功能

除抗凝机制外,APC 还具有抗炎、抗凋亡和稳定内皮屏障的作用。近年来的研究显示,PC 系统的功能状态与变应性哮喘病理发展过程相关。轻度变应性哮喘患者支气管肺泡表面的 APC 水平在支气管过敏发作 4 小时后显著低于健康对照组。在气道表面 APC 减低的同时,哮喘患者血浆中 PC 的活性反而显著增高,该现象被推测可能是机体的代偿反应,有助于减轻患者气道的变应性炎症。国内近期的研究发现，不同病情阶段哮喘患者血浆中的 PC 活性普遍增高，其变化趋势与疾病控制水平相关。

2.PC 检测的影响因素

PC：A 检测可受到获得性因素的影响，如某些生理性因素或急性炎症（感染性炎症或变应性炎症）等，出现一过性减低或增高。因此不应仅凭一次检测结果作为 PC 缺陷的诊断依据。在静脉血栓事件的急性期，血浆 PC：A 可因消耗出现短暂降低，此时的检测结果不宜作为鉴别遗传性 PC 缺陷的依据。口服华法林抗凝治疗可导致血浆 PC 活性水平降低，如需要了解患者 PC：A 的真实水平，应在停药至少 2 周后进行检测。

三、蛋白 S 检测

蛋白 S(protein S,PS)是 1977 年在美国西雅图（Seattle）被研究人员发现并成功分离的，故以该城市名称的第一个字母"S"命名。PS 是由肝细胞和血管内皮细胞合成的依赖维生素 K 的蛋白质，是 PC 的辅因子。男性血浆含量较女性高 10%～15%。PS 是经过一系列转译修饰后的复杂蛋白质分子，抗凝血功能是其生物学作用的核心。PS 本身不能灭活 FⅤa 和 FⅧa，但可加速 APC 对 FⅤa 和 FⅧa 的灭活作用。PS 也可以与 FⅤa 和 FⅩa 可逆性结合，从而直接抑制凝血酶原激活物的活性。在凝血因子 Ⅴa 的三个剪切位点（Arg306、Arg506 和 Arg679）中，APC 对 Arg306 的作用更依赖于蛋白 S 的存在。在血浆中，60% 的 PS 与 C₄ 结合蛋白(C₄bp)结合并失去了 APC 辅因子活性，其余 40% 为游离型蛋白 S(free protein S,FPS)，具备 APC 辅因子功能。蛋白 S 缺陷与静脉血栓栓塞密切相关，在亚洲人群中，遗传性 PS 缺陷是发病率较高的易栓症类型。除抗凝血功能外，PS 还参与损伤应答过程的调节，包括凋亡细胞吞噬的调节、细胞保护和激活先天免疫。由于 PS 兼具抗凝和抗炎两种功能，目前正被作为独立于 APC 抗凝机制的新型药物进行深入研发，且颇具临床应用前景。

(一)检测指征

PS 检测主要用于获得性或遗传性缺陷的检测、口服香豆素类抗凝剂引起的皮肤坏死原因的确认、雌激素替代治疗和口服避孕药时血栓风险的监测。

(二)试验原理与方法

1.蛋白 S 活性检测(PS：A,凝固法)

采用血浆中 FPS 增强外源性 APC 抗凝作用的原理，通过延长 APTT、PT 或 Russell 蝰蛇毒时间反映 FPS 的功能活性。标本需稀释并与缺乏 PS 的血浆混合。测定加入凝血激活物和 APC 后的血浆凝固时间。

2.蛋白 S 抗原含量检测(PS:Ag,免疫火箭电泳法)

血浆中总 PS 包括 FPS 和与 C_4bp 结合的 $PS(C_4bp\text{-}PS)$。在待检血浆中加入一定量的聚乙二醇 6000,将 $C_4bp\text{-}PS$ 沉淀下来,上清液中含 FPS。免疫火箭电泳法在琼脂糖凝胶板上可同时检测总 PS 和 FPS。

3.游离型蛋白 S 抗原含量检测(FPS:Ag,乳胶免疫分析)

FPS:Ag 的测定基于对两种乳胶试剂聚集所产生的浑浊度进行分析。其中一种是 C_4bp 包被的乳胶试剂,在 Ca^{2+} 存在的条件下,与待检血浆中的 FPS 有高度的亲和反应;与 C_4bp 包被乳胶试剂结合的 FPS 再次与包被了直接抗人 FPS 单克隆抗体的乳胶试剂发生聚集,聚集程度与样本中的 FPS:Ag 直接相关。

(三)参考区间

健康人参考区间在不同检测系统间存在差异,性别和年龄对 PS 有显著影响。女性的总 PS 和 FPS 水平低于男性,女性 PS:A 多为 60%～140%,男性多为75%～150%;女性 FPS:Ag 多为 95.0%±15.4%,男性多为 111.0%±19.4%。近年来国内的相关研究显示,血浆 PS:A 在 50 岁前的人群中随年龄变化不明显;50 岁后男性呈下降趋势,女性呈上升趋势,男女性之间 PS:A 水平逐步接近。因此在制定参考区间时应注意年龄和性别差异。建议每个实验室制定自己的健康人参考区间或对制造商提供的参考区间进行充分验证。

(四)临床意义

1.遗传性蛋白 S 缺乏症

遗传性蛋白 S 缺乏症的病因是由 FPS 含量和活性降低所致。根据血浆中总 PS 含量、FPS 含量和活性的不同异常特征,本症可分为三个类型(表 4-1)。

表 4-1　遗传性蛋白 S 缺乏症分型(Bertina 分型)

类型	PS 抗原含量		FPS 活性
	总 PS	FPS	
Ⅰ	↓	↓	↓
Ⅱ	正常	正常	↓
Ⅲ	正常	↓	↓

遗传性蛋白 S 缺乏症可导致静脉血栓发生,在<40 岁的年轻患者群中,也常见动脉血栓形成,如心肌梗死、脑梗死和肠系膜动脉血栓等,严重缺陷患者可同时并发多部位动、静脉血栓。

2.获得性蛋白S缺乏症

(1)合成减少:肝脏疾病、肠梗阻可引起PS降低。

(2)消耗性减少:DIC时PS可降低或正常。急性呼吸窘迫综合征时FPS降低。消耗性PS缺陷亦可见于自身免疫性疾病或HIV感染。

(3)丢失过多:PS缺陷还被发现与肾病综合征相关,与C_4bp结合的PS不能从肾小球滤过,而FPS可从尿中大量丢失,导致血浆中具有活化功能的PS水平显著降低,使肾病综合征患者血栓风险显著增加。

(4)生理性减低:新生儿的PS处于低水平。在妊娠期,血浆PS:A和FPS:Ag降低,妊娠晚期时甚至接近遗传性PS缺陷患者的水平。

(5)药物引发的减少由于PS也是维生素K依赖性蛋白质,所以口服双香豆素类抗凝药物时,可见PS不同程度的降低。应用雌激素可使PS释放减少;口服避孕药可引起PS活性显著降低;绝经前妇女有生理性降低。

(五)结果分析及影响因素

1.PS与C_4bp

PS与C_4bp相互间作用具有非常高的亲和力,FPS相当于PS超过$C_4bp\beta$的剩余摩尔浓度,PS与C_4bp结合后将丧失作为APC辅因子的活性,因此建议对特定患者PS的分析,应同时进行FPS:Ag的检测。

2.PS与哮喘

病情未控制的变应性哮喘患者的PS:A增高,其病理机制与患者气道的变应性炎症相关,与血浆抗凝血功能无关。

3.PS检测的影响因素

PS:A和FPS:Ag测定可受到获得性因素的影响,如某些生理性因素或急性炎症(感染性炎症或变应性炎症)等,出现一过性减低或增高。因此不应仅凭一次检测结果作为PS缺陷的诊断依据。在静脉血栓事件的急性期,血浆PS:A和FPS:Ag可因消耗出现短暂降低,此时的检测结果不宜作为鉴别遗传性PS缺陷的依据。口服华法林抗凝治疗可导致血浆PS:A水平降低,如需要检测患者PS:A,应在停药至少2周后进行。血小板可引起PS:A假性降低,因此检测时应采用乏血小板血浆。此外,体内雌激素水平可对PS:A产生影响。

四、组织因子途径抑制物检测

组织因子途径抑制物(tissue factor pathway inhibitor,TFPI)是体内控制凝血启动阶段的一种天然抗凝蛋白质,它对组织因子途径(即外源性凝血途径)具有特异性抑制作用,由于血浆中大部分 TFPI 存在于脂蛋白组分中,故早期曾称为外源途径抑制物(extrinsic pathway inhibitor,EPI)或脂蛋白相关的凝血抑制物(lipoprotein associated coagulation inhibitor,LACI)。TFPI 主要由血管内皮细胞合成,平滑肌细胞和巨核细胞亦可少量合成。大多数的 TFPI(50%～80%)结合在内皮细胞表面,在肝素化后释放入血液循环中。TFPI 在血浆中有两种形式,其中 80% 为脂蛋白结合 TFPI,20% 为游离 TFPI,只有游离 TFPI 与抗凝活性相关。TFPI 也被发现存在于血小板(占总 TFPI 的 5%～10%),在血小板活化过程中释放。成熟的 TFPI 有氨基末端酸性区域、3 个 Kunitz 结构域以及一个羧基末端碱性区域。TFPI 通过截短形式的 Kunitz1 和 3 结构域与 F Ⅹ a,F Ⅶ a 和 TF 在 Ca^{2+} 的参与下形成四联复合物以抑制外源性凝血途径的活性。尽管 F Ⅹ a 不是必需的,但如无 F Ⅹ a 的参与,TFPI 对 F Ⅶ a-TF 的抑制则需要更大的浓度。此外 TFPI 可直接抑制 F Ⅹ a,对凝血酶原酶复合物中的 F Ⅹ a 作用更强。

(一)检测指征

TFPI 检测主要用于大手术或创伤后的血栓风险评估、妊娠晚期血栓风险评估、先兆子痫病情监测、脓毒症合并 DIC 风险监测和预后评估。

(二)试验原理与方法

1.TFPI 活性检测(发色底物法)

血浆标本与定量 TF-F Ⅶ a 和 F Ⅹ a 进行孵育,剩余 TF-F Ⅶ a-F Ⅹ a 作用于高特异性的发色底物,裂解出发色基团对硝基苯胺(pNA),在 405 nm 波长下进行吸光度测定,并与 TFPI 活性标准曲线比较。

2.总 TFPI 抗原检测(ELISA)

将抗人 TFPI 单克隆抗体作为捕获抗体包被于微孔内壁,将血浆标本和过氧化物酶标记的抗总 TFPI 单克隆抗体加入包被的微孔中。被测血浆中总 TFPI 在被包被于微孔的单克隆抗体捕获的同时,也与标记过氧化物酶的单克隆抗体结合,在一步反应中形成夹心复合物。过氧化物酶与底物邻苯二胺结合,在规定时间内显示过氧化尿素的存在。用强酸终止反应,产生的颜色强度与血浆标本中总 TFPI 浓度呈正相关。

3.游离 TFPI 抗原检测(ELISA)

将抗人 TFPI 单克隆抗体作为捕获抗体包被于微孔内壁,将血浆标本和过氧化物酶标记的抗游离 TFPI 单克隆抗体加入包被的微孔中。被测血浆中游离 TFPI 在被包被微孔的单克隆抗体捕获的同时,也与标记过氧化物酶的单克隆抗体结合,在一步反应中形成夹心复合物。过氧化物酶与底物邻苯二胺结合,在规定时间内显示过氧化尿素的存在。用强酸终止反应,产生的颜色强度与血浆标本中游离 TFPI 浓度呈正相关。

4.TFPI 截短形式抗原检测

将稀释的血浆标本加入包被有捕获抗体(抗 Kunitz 1 结构域单克隆抗体)的微孔中进行孵育,加入抗 Kunitz 1 或 Kunitz 3 结构域多克隆抗体,与各种形式的 TFPI 进行反应。以辣根过氧化物酶标记抗体催化底物四甲基联苯胺反应,溶液最初呈蓝色,加入 0.5 mol/L 硫酸增加灵敏度,反应液最终呈黄色。在 450 nm 波长下进行吸光度测定,根据全长形式 TFPI 标准曲线求得标本中 TFPI 浓度。

(三)参考区间

男性血浆 TFPI 水平高于女性,游离 TFPI 的差异更为显著。在正常血浆中,截短形式 TFPI 约为总 TFPI 的 40%。女性总 TFPI 为(76.0±25.0)ng/mL,男性为(86.0±31.6)ng/mL,平均为(81.2±30.4)ng/mL。女性游离 TFPI 为(8.0±3.8)ng/mL;男性为(11.4±4.2)ng/mL;平均为(10.0±4.8)ng/mL。年龄增加对血浆 TFPI 含量有影响(水平增高),因此老年人群需制定相应的参考区间和医学决定水平。由于 TFPI 水平受到地域、人群、年龄、代谢和饮食结构等多方面因素的影响,因此建议每个实验室制定自己的健康人参考区间或对制造商提供的参考区间进行充分验证。

(四)临床意义

遗传性的 TFPI 缺陷可导致血栓风险增加。创伤、手术或脓毒症合并 DIC 时,血浆 TFPI 含量减低,但其水平的突发性上升与病死率增加相关。慢性肾衰竭时,血浆 TFPI 水平增高。恶性实体肿瘤患者应用普通肝素或低分子肝素后,血浆 TPFI 含量与活性增高。

(五)结果分析及影响因素

TFPI 是血液凝固初始阶段重要的天然抗凝蛋白,而 PS 可作为 TFPI 的辅酶,使 TFPI 介导的 FXa 抑制率提高 10 倍;此外由于 PS 与带负电荷的磷脂有高亲和力,可增加 TFPI 与活化血小板表面的亲和力,提高 TFPI 的局部浓度,因此有助于将形成的血栓凝块局限于血管损伤部位。TFPI 水平与总胆固醇和 LDL 胆固醇水平密切相关,近 80% 的 TFPI 与 LDL 呈结合状态。他汀类药物已被发现可以降低高脂血症和冠状动脉疾病患者总 TFPI 水平(并不降低游离 TFPI),但总体数据显示,这种影响是相对轻微的。

第三节 纤维蛋白溶解功能检测

纤维蛋白溶解系统简称纤溶系统,是指纤溶酶原(plasminogen,PLG)在纤溶酶原激活物(plasminogen activator,PA)作用下转变为纤溶酶(plasmin,PL),进而降解纤维蛋白(原)及其他蛋白的系统,也是维持人体正常生理功能的保护性系统。纤溶活性亢进易发生出血,减低则可导致血栓形成。因此,了解纤溶系统的调节机制对相关疾病诊疗与研究具有重要的临床意义和科研价值。

一、纤溶酶原检测

纤溶酶原是一种存在于血浆中的单链糖蛋白,在肝脏合成。PLG 的主要功能是在各种纤溶酶原激活剂的激活下,在精氨酸、缬氨酸处裂解形成具有活性的纤溶酶,纤溶酶的底物是纤维蛋白原及纤维蛋白。降解后形成纤维蛋白(原)降解产物(fibrinogen/fibrin degragation products,FDP),FDP 中具有交联的 D 碎片二聚体的部分称为 D-二聚体。

纤溶酶的主要功能包括降解纤维蛋白和纤维蛋白原、水解多种凝血因子(Ⅱ、Ⅴ、Ⅶ、Ⅷ、Ⅹ和Ⅺ)以及水解补体等。

(一)检测指征

纤溶酶原检测主要用于疑似原发纤溶或继发纤溶亢进(如有出血表现和/或FDP、D-二聚体、Fbg 减低)的鉴别和诊断。

(二)试验原理与方法

1.纤溶酶原活性检测(PLG:A,发色底物法)

纤溶酶原在过量的链激酶作用下转变为纤溶酶,纤溶酶作用于发色底物S2251 的酰胺键,使发色底物释放出对硝基苯胺(paranitroaniline,pNA)而显色,在 405 nm 波长处有吸收峰,显色深浅与 PLG:A 呈正相关,以百分比(%)报告活性。

2.纤溶酶原抗原检测(PLG:Ag,ELISA 法)

根据双抗体夹心原理,将纯化的 PLG 单克隆抗体包被在固相载体上,然后加含有抗原的标本。标本中的 PLG 抗原与固相载体上的抗体形成复合物。此复合物与辣根过氧化物酶标记的 PLG 单克隆抗体发生反应,形成双抗体夹心免疫复合物,其中辣根过氧化物酶可使邻苯二胺底物液呈棕色反应,在 492 nm 波长处测得吸光度值,其颜色深浅与标本中的 PLG 含量呈正比关系,以 mg/L 报告抗原含量。

(三)参考区间

不同检测系统参考区间有差异,纤溶酶原活性的参考区间通常为 75%～140%(发色底物法),纤溶酶原抗原含量的参考区间通常为 180～250 mg/L(ELISA)。

(四)临床意义

1.纤溶酶原抗原或活性降低

纤溶酶原抗原或活性降低可见于纤溶酶原过度消耗或缺乏,包括以下疾病。

(1)原发性纤溶疾病:如先天性纤溶酶原缺乏症。

(2)继发性纤溶疾病:如 DIC、前置胎盘、胎盘早剥、羊水栓塞、恶性肿瘤、白血病、肝硬化、重症肝炎、门静脉高压和肝叶切除手术等。

2.纤溶酶原升高

纤溶酶原升高见于纤溶激活能力不足,如血栓前状态和血栓性疾病。

(五)结果分析及影响因素

抗原检测方法是利用 PLG 抗血清进行检测,可能包括了不具有纤溶活性的富组氨酸糖蛋白结合位,因此与功能活性检测结果比较可能会高估纤溶酶原水平。当两者出现差异时,可进一步借助交叉免疫电泳进行纤溶酶原变异分析。

二、组织型纤溶酶原激活物检测

组织型纤溶酶原激活物是一种糖蛋白,属于丝氨酸蛋白酶类,是人体纤溶系统的生理性激动剂,在纤溶和凝血的平衡调节中发挥关键性作用。近年来,随着血栓性疾病发病率的上升,基因重组的 rt-PA 作为一种新型的血栓溶解药物在溶栓治疗中的价值日益凸显,临床需求量也逐年增加。目前关于溶栓药物的各项研究正成为热点,其中又以对 t-PA 及其突变体、嵌合体的研究最多。

(一)检测指征

组织型纤溶酶原激活物检测主要用于鉴别可能存在的纤溶活性异常(增强或减低)和溶栓治疗效果。

(二)试验原理与方法

1.t-PA 活性检测(t-PA:A,发色底物法)

(1)方法 1:血浆优球蛋白部分含有 t-PA 和全部凝血因子(但不含 PAI)。加入过量的纤溶酶原与纤维蛋白的共价物,样品中 t-PA 易吸附于纤维蛋白,并将纤溶酶原转化为纤溶酶,后者使发色底物显色,血浆 t-PA 与显色深浅成正相关。以 U/mL 报告活性。

(2)方法 2:在 t-PA 及加速剂作用下,纤溶酶原转化为纤溶酶,后者使发色底物 S-2390 释放出发色基团 pNA,pNA 显色的深浅与纤溶酶原和 t-PA 成正相关。以 U/mL 报告活性。

2.t-PA 抗原检测(t-PA:Ag,ELISA 法)

根据双抗体夹心原理,将纯化的 t-PA 单克隆抗体包被在固相载体上,然后加含有抗原的标本。标本中的 t-PA 抗原与固相载体上的抗体形成复合物。此复合物与辣根过氧化物酶标记的 t-PA 单克隆抗体发生反应,形成双抗体夹心免疫复合物,其中辣根过氧化物酶可使邻苯二胺底物液呈棕色反应,在 492 nm 波长处测得吸光度值,其颜色深浅与标本中的 t-PA 含量呈正比关系。以 ng/mL 报告抗原含量。

(三)参考区间

不同检测系统参考区间有差异,t-PA:A 的参考区间通常为 0.3~2.6 U/mL(发色底物法),t-PA:Ag 的参考区间通常为 1~12 ng/mL。

(四)临床意义

1.获得性因素

(1)t-PA:A 增高表明纤溶活性亢进,见于原发性纤溶亢进(如某些泌尿生殖系统外科术后)及继发性纤溶症(如急性早幼粒细胞白血病、DIC 后期)等。t-PA:A 减低表明纤溶活性减弱,见于高凝状态和血栓性疾病(如 DIC 早期、冠状动脉粥样硬化性心脏病、缺血性卒中)。

(2)肝细胞坏死常伴有纤溶活性的异常,血浆 t-PA:A 可因由于肝脏清除障碍导致水平增高。

(3)t-PA:Ag 随年龄、剧烈运动和应激反应而增高。

(4)静脉留置针致 t-PA:Ag 增加。

(5)高血脂、肥胖症和口服避孕药时,t-PA:Ag 减低。

2.先天性因素

(1)先天性 t-PA:A 增强已有报道,为常染色体隐性遗传,可无出血表现,或手术及拔牙后出血。

(2)遗传性 t-PA:A 缺乏为常染色体显性遗传。患者可表现为多发性静脉血栓形成。

(五)结果分析及影响因素

(1)血浆中肝素浓度超过 1.5 U/mL 对本试验有影响。

(2)采血时最好不用止血带,加压后会引起 t-PA:A 过度释放入血。

(3)为了避免 PAI 的影响,根据试剂说明书的要求,必要时对样本进行酸化处理。

三、纤溶酶原激活物抑制物-1 检测

纤溶酶原激活物抑制物-1 是丝氨酸蛋白酶抑制家族成员,是一种分子量为 52 kDa 的单链糖蛋白。生理情况下,PAI-1 是循环血液中 t-PA 和其他纤溶酶原激活物的主要抑制剂。PAI-1 主要是由内皮细胞产生,脂肪组织也可合成。PAI-1 水平升高显示与动脉粥样硬化的风险因素相关。在胰岛素抵抗患者中,由于脂肪组织产生 PAI-1,可观察到血浆 PAI-1 水平升高。此外,胰岛素和前胰岛素均可促进 PAI-1 的合成与表达,代谢综合征和 2 型糖尿病患者有 PAI-1 水平增高的倾向,而减肥和降低甘油三酯和/或胆固醇水平也可降低血浆 PAI-1 的水平。

(一)检测指征

纤溶酶原激活物抑制物-1 检测主要用于评估可能存在的纤溶活性异常、代谢性疾病、高凝状态或血栓风险。

(二)试验原理与方法

1.PAI-1 活性检测(PAI-1:A,发色底物法)

将定量 t-PA 加入待测血浆中,与血浆中 PAI-1 作用,形成无活性的复合物。剩余的 t-PA 作用于纤溶酶原,使其转化为纤溶酶,后者水解产色底物 S2251,释放出发色基团 pNA,pNA 在波长 405 nm 处有强吸收峰,颜色深浅与 t-PA 活性呈正相关,而间接与 PAI-1 呈负相关。以U/mL报告活性。

2.PAI-1 抗原检测(PAI-1:Ag,ELISA 法)

根据双抗体夹心原理,将纯化的 PAI-1 单克隆抗体包被在固相载体上,然后

加含有抗原的标本。标本中的 PAI-1 抗原与固相载体上的抗体形成复合物。此复合物与酶标记的抗体形成双抗体夹心免疫复合物,复合物的标记酶与特异性产色底物作用呈显色反应,在 492 nm 波长处测得吸光度值,其颜色深浅与标本中的 PAI-1 含量呈正比关系。以 ng/mL 报告抗原含量。

(三)参考区间

不同检测系统参考区间有差异,PAI-1:A 的参考区间通常为 0.1~1.0 U/mL(发色底物法),PAI-1:Ag 的参考区间通常为 4~34 ng/mL(ELISA)。

(四)临床意义

PAI-1 活性增高多见于高凝状态和血栓性疾病,PAI-1 活性降低多见于原发性或继发性纤溶症,但单独检测 PAI-1:A 和/或 PAI-1:Ag 的临床意义有局限性,应与 t-PA 同时检测,通过观察 PAI-1 与 t-PA 之间的比例可以了解体内纤溶系统调节的状态和能力。

(五)结果分析及影响因素

采血过程最好不使用止血带,因为血管阻塞引发的血流淤滞可刺激内皮细胞对 PAI 的释放,影响检测结果。

四、凝血酶激活的纤溶抑制物检测

凝血酶激活的纤溶抑制物是近年来发现的一种新的凝血和纤溶调控因子,具有下调纤溶系统功能的作用,活化的 TAFI 能通过使纤溶酶失去与纤维蛋白的作用位点,发挥纤溶抑制作用,从而促进血栓形成。1995 年,Bajzar 等发现凝血酶的抗纤溶作用源于激活了一种酶原,这种酶原在凝血和纤溶之间起调节作用,称之为"凝血酶激活的纤溶抑制物"。TAFI 是肝脏合成的单链糖蛋白,与血浆羧肽酶原 B、羧肽酶原 U、羧肽酶原 R 为同一类物质,属于金属锌羧基肽酶家族。最近发现血小板 α 颗粒中也存在 TAFI,表明 TAFI 不仅在肝脏合成,也可能在巨核细胞中合成。

(一)检测指征

凝血酶激活的纤溶抑制物检测主要用于监测纤溶系统的异常。

(二)试验原理与方法

1.TAFI 活性检测(TAFI:A,发色底物法)

患者血浆与特异性 TAFI 的发色底物作用,显色强度与 TAFI 浓度相关。以百分比(%)报告活性。

2.TAFI 抗原检测（TAFI：Ag，ELISA 法）

采用双抗体夹心 ELISA 法进行检测，以鼠抗人 TAFI 单克隆抗体包被酶标板，加入标准品或样品后，加入辣根过氧化物酶标记的抗人 TAFI 抗体，充分作用后加入邻苯二胺使之显色，颜色深浅与样本 TAFI 含量成正比。以 $\mu g/mL$ 报告抗原含量。

（三）参考区间

血浆浓度报道不一，各报道差别较大，为 $4 \sim 15 \ \mu g/mL$，或是 $41\% \sim 259\%$，或是 $73 \sim 275 \ nmol/L$。

（四）临床意义

（1）TAFI：Ag 和 TAFI：A 增高，会降低纤溶活性，增加血栓形成的风险。TAFI：Ag 和 TAFI：A 减低，导致纤溶活性增强，容易导致出血性风险。

（2）下肢深静脉血栓形成患者的 TAFI：Ag 水平升高，纤溶活性减低。

（3）冠状动脉粥样硬化性心脏病患者 TAFI：Ag 和 TAFI：A 均高于对照组，表明患者纤溶活性减低。

（4）DIC 患者 TAFI：Ag 和 TAFI：A 明显低于对照组时表明纤溶活性明显增高。

（5）TAFI 水平升高还可见于感染、炎症及凝血因子减少（如血友病 A、血友病 B 和 FⅪ 缺乏症）。

（6）急性早幼粒细胞性白血病患者血浆 TAFI 的抗原水平正常，但 TAFI 的活性减低。

（五）结果分析及影响因素

抽血后标本应及时检测，避免凝血酶活化，另外抗凝治疗使结果减低。

五、优球蛋白溶解时间检测

在各类型纤溶系统试验中，能够判断总纤溶活性的实验较少，优球蛋白溶解时间（euglobulin lysis time，ELT）不是监测具体某个纤溶因子的浓度，而是通过纤维蛋白溶解功能监测判断总纤溶活性。

（一）检测指征

优球蛋白溶解时间检测主要用于在止凝血情况复杂时，总体纤维蛋白溶解活性的评估。

(二)试验原理与方法

血浆优球蛋白组分中含纤维蛋白原、纤溶酶原和纤溶酶原激活剂等,可在酸化(醋酸)条件下沉淀析出,离心去除纤溶抑制物,并用缓冲液重悬,加入凝血酶使优球蛋白组分中的纤维蛋白原转化为纤维蛋白而凝固,同时形成的纤维蛋白辅助其中的纤溶酶原激活剂以激活纤溶酶原,促进凝块的快速溶解。

报告凝块完全溶解的时间。若凝块在 1 小时内未完全溶解,可报告为"≥60 分钟",也可报告具体时间。阳性质控品的结果应≤35 分钟,正常人血浆结果应≥60 分钟。

(三)参考区间

血浆优球蛋白溶解时间参考区间通常为 88～336 分钟。

(四)临床意义

ELT 缩短(<60 分钟)提示纤溶活性增强,见于原发性和继发性纤溶亢进。ELT 延长,提示纤溶活性减低,见于血栓前状态和/或血栓性疾病,对于高凝状态有一定的提示价值,但由于敏感性和特异性均不高,因此在临床上较少应用。

(五)结果分析及影响因素

使用不同的缓冲体系,检测结果有所不同,各实验室应建立自己的参考区间。当血浆纤维蛋白原<0.8 g/L 时,优球蛋白凝块较小,ELT 假性缩短,因此待测血浆应使用正常血浆倍比稀释后再进行检测。纤维蛋白原浓度>6.0 g/L 时,优球蛋白凝块较大,ELT 假性延长。血浆中血小板因具有一定抗纤溶活性而对检测结果有一定影响,因此在吸取血浆时要注意吸样尖不要太靠近红细胞层上端的白色絮状带。当患者的纤溶酶原含量过低时,ELT 明显延长,其纤溶活性亦很难检测。因子 XⅢ 缺乏时,优球蛋白凝块不稳定,ELT 假性缩短。妊娠期纤溶活性增强,ELT 缩短。

六、纤维蛋白(原)降解产物检测

纤溶酶原活化并转变为纤溶酶,降解纤维蛋白原及交联的纤维蛋白,形成不同长度片段的混合物。根据切割纤维蛋白(原)位点的不同,可以形成长度不等的 DD 片段、DDE 片段和 DED 片段,这些片段的混合物称为纤维蛋白(原)降解产物,代表总体纤溶产物;FDP 中含 DD 片段的部分为 D-二聚体,代表交联的纤维蛋白的降解产物。

(一)检测指征

纤维蛋白(原)降解产物检测主要用于判断纤溶系统功能状态,包括原发性及继发性纤溶亢进。

(二)试验原理与方法

1.乳胶凝集法

以 FDP 特异性抗体标记乳胶颗粒,后者与待测标本(血清、血浆或尿液)混合后。当 FDP 含量大于一定浓度(血清或尿液标本 FDP 浓度＞2 μg/mL,血浆标本 FDP 浓度＞2.5 μg/mL)时,标记的乳胶颗粒则发生凝集,呈现阳性反应。根据凝集程度,可以进行半定量检测。

2.乳胶比浊法

使用乳胶颗粒,在自动凝血分析仪上进行比浊法检测,可以定量检测。

3.酶联免疫吸附法

包被于固相的抗 FDP 抗体与待测标本中的 FDP 结合,加入酶标抗体后形成夹心复合物,复合物中的标记酶与其特异性底物作用呈显色反应。492 nm 波长处测得的吸光度值与待测血清 FDP 含量呈正相关。

(三)参考区间

1.定性试验

(1)阴性:相当于血清 FDP 含量＜10 μg/mL,尿液 FDP 含量＜2 μg/mL,血浆 FDP 含量＜5 μg/mL。

(2)阳性:相当于血清 FDP 含量≥10 μg/mL,尿液 FDP 含量≥2 μg/mL,血浆 FDP 含量≥5 μg/mL。

2.定量试验

血清 FDP 含量＜10 μg/mL(阴性);尿液 FDP 含量＜2 μg/mL(阴性);血浆 FDP 含量＜5 μg/mL(阴性)。

(四)临床意义

1.血清或血浆 FDP 含量升高

FDP 升高是 DIC 诊断的重要标志。此外,VTE、休克、恶性肿瘤、白血病及各种类型的原(继)发性纤溶亢进等疾病时,FDP 均可显著升高。

2.尿液 FDP 含量升高

尿液 FDP 含量升高可见于肾病、糖尿病、烧伤及高血压等疾病。

(五)结果分析及影响因素

血清检测应采用 FDP 检测专用管收集标本并尽快分离。乏血小板血浆标本可用EDTA-Na$_2$、枸橼酸钠或肝素抗凝。待测标本应于 48 小时内完成检测。检测环境温度应高于20 ℃,低温环境下进行定性试验应延长 1～2 分钟观察结果。试剂盒应置于 2～8 ℃保存,切勿冻结。血清与尿液标本共用一种试剂盒,而不能用于血浆标本的检测。

七、纤溶酶-抗纤溶酶复合物检测

纤溶酶是纤溶系统的关键因子,其本身不被激活,在血液中半衰期又极短,故不能被直接检测。肝脏产生的 α$_2$-抗纤溶酶是纤溶酶最重要的抑制因子,也称为 α$_2$-纤溶酶抑制物(α$_2$-plasmin inhibitor,α$_2$-PI)。α$_2$-AP 与血液中存在的纤溶酶以 1∶1 迅速结合,形成纤溶酶-抗纤溶酶复合物(plasmin-antiplasmin,PAP)实现对纤溶系统的抑制。因此,PAP 是客观反映纤溶状态的分子标志物,可评价机体内纤溶激活的程度。PAP 在血液中的半衰期较长(6 小时),可被直接检测。

(一)检测指征

纤溶酶-抗纤溶酶复合物检测主要用于检测可能存在的纤溶活性异常、代谢性疾病、高凝状态、血栓风险或 DIC 基础疾病等。

(二)试验原理与方法

PAP 抗原检测(高敏免疫化学发光法)采用两步夹心法原理,生物素化抗纤溶酶原单克隆抗体与被检样本中的 PAP 发生特异性反应,再与链霉亲和素磁微粒结合,去除未反应物质后,添加碱性磷酸酶(alkaline phosphatase,ALP)标记的抗 α$_2$纤溶酶抑制剂单克隆抗体,再次去除未反应物质后,添加缓冲液和发光底物 CDP-Star,经磁微粒上的 ALP 分解并发光,检测其发光强度。发光强度随被检样本中 PAP 浓度的增加而增加。事先检测已知浓度的 PAP 校准品,制作标准曲线,可求出被检样本中 PAP 的浓度,以 μg/mL 报告抗原含量。

(三)参考区间

不同检测系统参考区间有差异,PAP 的参考区间通常＜0.8 μg/mL。

(四)临床意义

PAP 升高见于 DIC 和 DIC 前状态;深静脉血栓症、肺栓塞等血栓性疾病的早期诊断。还用于心肌梗死等患者的血栓再发生的监测、进行纤溶治疗(t-PA、尿激酶)时的疗效监测等。

（五）结果分析及影响因素

（1）空腹时静脉采血，防止气泡、泡沫、溶血以及组织凝血活酶混入样本中。

（2）使用新鲜的枸橼酸钠血浆作为样本，避免反复冻融。

八、凝血酶-抗凝血酶复合物检测

凝血酶作用于纤维蛋白原并使之转变成纤维蛋白，其中凝血酶的产生量与凝血激活的程度密切相关。由于凝血酶在血液中的半衰期极短（几秒钟），很快会被抗凝物质中和，故直接检测凝血酶非常困难，而检测凝血酶和抗凝血酶以1：1结合的凝血酶-抗凝血酶复合物（thrombinantithrombin complex，TAT）则成为有效的替代方法。由于 TAT 的产生直接证实了凝血系统的启动，凝血系统的激活和抗凝系统的消耗又往往是血栓形成的早期变化，因此 TAT 检测可对预测血栓的形成和复发具有一定临床价值。

（一）检测指征

凝血酶-抗凝血酶复合物检测主要用于检测可能存在的凝血系统异常、代谢性疾病、高凝状态、血栓风险或 DIC 基础疾病。

（二）试验原理与方法

TAT 抗原检测（高敏免疫化学发光法）采用两步夹心法原理，生物素化凝血酶单克隆抗体与被检样本中的 TAT 发生特异性反应，再与链霉亲和素磁微粒结合。去除未反应物质后，添加 ALP 标记的抗凝血酶Ⅲ单克隆抗体，其与磁微粒上的 TAT 发生特异性反应。再次去除未反应物质后，添加缓冲液和发光底物 CDP-Star，经磁微粒上的 ALP 分解并发光，检测其发光强度。发光强度随被检样本中 TAT 浓度的增加而增加。事先检测已知浓度的 TAT 校准品，制作标准曲线，可求出被检样本中 TAT 的浓度，以 ng/mL 来报告抗原含量。

（三）参考区间

不同检测系统参考区间有差异，TAT 的参考区间通常为＜4.0 ng/mL，各实验室引用参考区间时应进行验证，必要时建立本实验室的参考区间。

（四）临床意义

TAT 升高提示血栓风险，见于 DIC 和 DIC 前状态；深静脉血栓形成、肺栓塞、部分心房颤动、二尖瓣狭窄症合并心房颤动、其他凝血激活状态等。用华法林进行抗凝治疗时，TAT 有时会降至参考区间下限。

有大量胸腔积液及大量腹水的患者,FDP 及 D-二聚体增高,有时难以判定是否是 DIC。此时如患者血浆 TAT 水平正常,可考虑排除 DIC。

（五）结果分析及影响因素

(1)采血极为困难的患者、采血花费时间长的标本,有时出现 TAT 水平的假性增高。

(2)使用新鲜的枸橼酸钠血浆作为样本,避免反复冻融。

九、凝血酶调节蛋白检测

凝血酶调节蛋白(thrombomodulin,TM)是主要存在于血管内皮细胞上的高亲和性凝血酶受体,当血管内皮细胞受到损害时,TM 从内皮细胞游离出来并产生各种生物学效能。一方面,TM 可通过捕获凝血酶发挥抗凝血作用,而被 TM 捕获的凝血酶会丧失凝血活性(如将纤维蛋白原转化为纤维蛋白的作用、激活血小板的作用等);另一方面,这种凝血酶-凝血酶调节蛋白复合物能激活蛋白 C 并使其转化为活化的蛋白 C,从而灭活活化的 Ⅴ 因子(FⅤa)及 Ⅷ 因子(FⅧa)。因此,TM 不仅是反映内皮细胞损伤的分子标志物,同时还能发挥重要的抗凝血作用。

（一）检测指征

凝血酶调节蛋白检测主要用于检测可能存在的血管内皮系统损伤(合并血管炎的胶原病)、代谢性疾病(合并呼吸衰竭)、血栓风险、肾功能损伤等。

（二）试验原理与方法

TM 抗原检测(高敏免疫化学发光法)采用两步夹心法原理,生物素化抗 TM 单克隆抗体与被检样本中的 TM 发生特异性反应,再与链霉亲和素磁微粒结合。去除未反应物质后,添加 ALP 标记的抗 TM 单克隆抗体,其与磁微粒上的 TM 发生特异性反应。再次去除未反应物质后,添加缓冲液和发光底物 CDP-Star,经磁微粒上的 ALP 分解并发光,检测其发光强度。发光强度随被检样本中 TM 浓度的增加而增加。事先检测已知浓度的 TM 校准品,制作标准曲线,可求出被检样本中 TM 的浓度,以 TU/mL 报告其抗原含量。

（三）参考区间

不同检测系统参考区间有差异,TM 的参考区间通常为 3.8～13.3 TU/mL,各实验室引用参考区间时应进行验证,必要时建立本实验室的参考区间。

(四)临床意义

TM 升高见于自身免疫疾病,如系统性红斑狼疮、DIC、急性呼吸窘迫综合征等。TM 升高不仅能反映血管内皮损伤,当肾功能低下时也会增高。

TM 分布在全身脏器的血管,而脑部血管的 TM 含量较低,这一生物学特点可能与脑出血和脑卒中间的风险差异有某种关联。

(五)结果分析及影响因素

(1)应空腹静脉采血,防止气泡、泡沫、溶血以及组织凝血活酶混入样本中。

(2)使用新鲜的枸橼酸钠血浆作为样本,避免反复冻融。

第五章

尿 液 检 验

第一节　尿液的理学检验

一、尿量

尿量主要取决于肾小球的滤过率、肾小管重吸收和浓缩与稀释功能。此外尿量变化还与外界因素如每天饮水量、食物种类、周围环境（气温、湿度）、排汗量、年龄、精神因素、活动量等相关。正常成人 24 小时内排尿为 $1.0\sim1.5$ L/24 h。

24 小时尿量＞2.5 L 为多尿，可由饮水过多，特别饮用咖啡、茶或者失眠及使用利尿药、静脉输液过多时引起。病理性多尿常因肾小管重吸收和浓缩功能减退如尿崩症、糖尿病、肾功能不全、慢性肾盂肾炎等引起。

24 小时尿量＜0.4 L 为少尿，可因机体缺水或出汗。病理性少尿主要见于脱水、血液浓缩、急性肾小球肾炎、各种慢性肾衰竭、肾移植术后急性排异反应、休克、心功能不全、尿路结石、损伤、肿瘤、尿路先天畸形等。

尿量不增多而仅排尿次数增加为尿频。见于膀胱炎、前列腺炎、尿道炎、肾盂肾炎、体质性神经衰弱、泌尿生殖系统处于激惹状态、磷酸盐尿症、碳酸盐尿症等。

二、外观

尿液外观包括颜色及透明度。正常人新鲜的尿液呈淡黄至橘黄色透明，影响尿液颜色的主要物质为尿色素、尿胆原、尿胆素及卟啉等。此外尿色还受酸碱度、摄入食物或药物的影响。

浑浊度可分为清晰、雾状、云雾状浑浊、明显浑浊几个等级。浑浊的程度根据尿中含混悬物质种类及量而定。正常尿浑浊的主要原因是因含有结晶和上皮细胞所致。病理性浑浊可因尿中含有白细胞、红细胞及细菌所致。放置过久而有轻度浑浊可因尿液酸碱度变化,尿内黏蛋白、核蛋白析出所致。淋巴管破裂产生的乳糜尿也可引起浑浊。在流行性出血热低血压期,尿中可出现蛋白、红细胞、上皮细胞等混合的凝固物,称"膜状物"。常见的外观改变有以下几种。

(一)血尿

尿内含有一定量的红细胞时称为血尿。由于出血量的不同可呈淡红色云雾状,淡洗肉水样或鲜血样,甚至混有凝血块。每升尿内含血量超过 1 mL 可出现淡红色,称为肉眼血尿。主要见于各种原因所致的泌尿系统出血,如肾结石或泌尿系统结石,肾结核、肾肿瘤及某些菌株所致的泌尿系统感染等。洗肉水样外观常见于急性肾小球肾炎。血尿还可由出血性疾病引起,见于血友病和特发性血小板减少性紫癜。镜下血尿指尿液外观变化不明显,而离心沉淀后进行镜检时能看到超过正常数量的红细胞者称镜下血尿。

(二)血红蛋白尿

当发生血管内溶血,血浆中血红蛋白含量增高,超过肝珠蛋白所能结合的量时,未结合的游离血红蛋白便可通过肾小球滤膜而形成血红蛋白尿。在酸性尿中血红蛋白可氧化成为正铁血红蛋白而呈棕色,如含量甚多则呈棕黑色酱油样外观。隐血试验呈强阳性反应,但离心沉淀后上清液颜色不变,镜检时不见红细胞或偶见溶解红细胞之碎屑,可与血尿相区别。卟啉尿症患者,尿液呈红葡萄酒色,碱性尿液中如存在酚红、番茄汁、芦荟等物质,酸性尿液中如存在氨基比林、磺胺等药物也可有不同程度的红色。血红蛋白尿见于蚕豆病、血型不合的输血反应、严重烧伤及阵发性睡眠性血红蛋白尿症等。

(三)胆红素尿

当尿中含有大量的结合胆红素,外观呈深黄色,振荡后泡沫亦呈黄色,若在空气中久置可因胆红素被氧化为胆绿素而使尿液外观呈棕绿色。胆红素见于阻塞性黄疸和肝细胞性黄疸。服用呋喃唑酮、核黄素后尿液亦可呈黄色,但胆红素定性阴性。服用大剂量熊胆粉、牛黄类药物时尿液可呈深黄色。

(四)乳糜尿

外观呈不同程度的乳白色,严重者似乳汁。因淋巴循环受阻,从肠道吸收的乳糜液未能经淋巴管引流入血而逆流进入肾,致使肾盂、输尿管处的淋巴管破裂,淋巴液进入尿液中所致。其主要成分为脂肪微粒及卵磷脂、胆固醇、少许纤维蛋白原和清蛋白等。乳糜尿多见于丝虫病,少数可由结核、肿瘤、腹部创伤或手术引起。乳糜尿离心沉淀后外观不变,沉渣中可见少量红细胞和淋巴细胞,丝虫病者偶可于沉渣中查出微丝蚴。乳糜尿需与脓尿或结晶尿等浑浊尿相鉴别，后二者经离心后上清转为澄清，而镜检可见多数的白细胞或盐类结晶，结晶尿加热加酸后浑浊消失。为确诊乳糜尿还可于尿中加少量乙醚振荡提取，因尿中脂性成分溶于乙醚而使水层浑浊程度比原尿减轻。

(五)脓尿

尿液中含有大量白细胞而使外观呈不同程度的黄色浑浊或含脓丝状悬浮物。见于泌尿系统感染及前列腺炎、精囊炎，脓尿蛋白定性常为阳性，镜检可见大量脓细胞。还可通过尿三杯试验初步了解炎症部位，协助临床鉴别诊断。

(六)盐类结晶尿

外观呈白色或淡粉红色颗粒状浑浊，尤其是在气温寒冷时常很快析出沉淀物。这类浑浊尿可通过在试管中加热、加乙酸进行鉴别。尿酸盐加热后浑浊消失，磷酸盐、碳酸盐则浑浊增加，但加乙酸后二者均变清，碳酸盐尿同时产生气泡。

除肉眼观察颜色与浊度外，还可以通过三杯试验进一步对病理尿的来源进行初步定位。尿三杯试验是在一次排尿中，人为地把尿液分成三段排出，分别盛于 3 个容器内，第 1 杯及第 3 杯每杯约 10 mL，其余大部分排于第 2 杯中。分别观察各杯尿的颜色、浑浊度、并做显微镜检查。多用于男性泌尿生殖系统疾病定位的初步诊断(表 5-1)。

表 5-1　尿三杯试验外观鉴别结果及诊断

第 1 杯	第 2 杯	第 3 杯	初步诊断
有弥散脓液	清晰	清晰	急性尿道炎,且多在前尿道
有脓丝	清晰	清晰	亚急性或慢性尿道炎
有弥散脓液	有弥散脓液	有弥散脓液	尿道以上部位的泌尿系统感染
清晰	清晰	有弥散脓液	前列腺炎、精囊炎、后尿道炎、三角区炎症、膀胱颈部炎症
有脓丝	清晰	有弥散脓液	尿道炎、前列腺炎、精囊炎

尿三杯试验还可鉴别泌尿道出血部位。

1.全程血尿(3 杯尿液均有血液)

血液多来自膀胱颈以上部位。

2.终末血尿(即第 3 杯有血液)

病变多在膀胱三角区、颈部或后尿道(但膀胱肿瘤患者大量出血时,也可见全程血尿)。

3.初期血尿(即第1杯有血液)

病变多在尿道或膀胱颈。

三、气味

正常新鲜尿液的气味来自尿内的挥发性酸,尿液久置后,因尿素分解而出现氨臭味。如新排出的尿液即有氨味提示有慢性膀胱炎及慢性尿潴留。糖尿病酮症时,尿液呈烂苹果样气味。此外还有药物和食物,特别是进食蒜、葱、咖喱等,尿液可出现特殊气味。

四、比重

尿比重是指在4 ℃时尿液与同体积纯水重量之比。尿比重高低随尿中水分、盐类及有机物含量而异,在病理情况下还受尿蛋白、尿糖及细胞成分等影响。如无水代谢失调、尿比重测定可粗略反映肾小管的浓缩稀释功能。

(一)参考值

晨尿或通常饮食条件下:1.015~1.025。

随机尿:1.003~1.035(浮标法)。

(二)临床意义

1.高比重尿

高比重尿可见于高热、脱水、心功能不全、周围循环衰竭等尿少时,也可见于尿中含葡萄糖和碘造影剂时。

2.低比重尿

低比重尿可见于慢性肾小球肾炎、肾功能不全、肾盂肾炎、尿崩症、高血压等。慢性肾功能不全者,由于肾单位数目大量减少,尤其伴有远端肾单位浓缩功能障碍时,经常排出比重近于1.010(与肾小球滤液比重接近)的尿称为等渗尿。

五、血清(浆)和尿渗量的测定

渗量代表溶液中一种或多种溶质中具有渗透活性微粒的总数量,而与微粒的大小、种类及性质无关。只要溶液的渗量相同,都具有相同的渗透压。测定尿渗量可了解尿内全部溶质的微粒总数量,可反映尿内溶质和水的相对排泄速度,以判断肾的浓缩稀释功能。

(一)参考值

血清平均为290 mOsm/kg H_2O,范围为280~300 mOsm/kg H_2O。成人尿液

24 小时内为 400～1 400 mOsm/kg H_2O,常见数值为 600～1 000 mOsm/kg H_2O。尿/血清比值应大于 3。

(二)临床意义

(1)血清＜280 mOsm/kg H_2O 时为低渗性脱水,＞300 mOsm/kg H_2O 时为高渗性脱水。

(2)禁饮 12 小时,尿渗量＜800 mOsm/kg H_2O 表示肾浓缩功能不全。

(3)急性肾小管功能障碍时,尿渗量降低,尿/血清渗量比值≤1。由于尿渗量仅受溶质微粒数量的影响而改变,很少受蛋白质及葡萄糖等大分子影响。

六、自由水清除率测定

自由水清除率是指单位时间内(每小时或每分钟)尿中排出的游离水量。它可通过血清渗量、尿渗量及单位时间尿量求得。

(一)参考值

－25～－100 mL/h 或－0.4～－1.7 mL/min。

(二)临床意义

(1)自由水清除率为正值代表尿液被稀释,反之为负值时代表尿液被浓缩,其负值越大代表肾浓缩功能越佳。

(2)尿/血清渗量比值常因少尿而影响结果。

(3)急性肾衰竭早期,自由水清除率趋于零值,而且先于临床症状出现之前2～3 天,常作为判断急性肾衰竭早期诊断指标。在治疗期间,自由水清除率呈现负值,大小还可反映肾功能恢复程度。

(4)可用于观察严重创伤、大手术后低血压、少尿或休克患者髓质功能损害的指标。

(5)肾移植时有助于早期发现急性排异反应,此时可近于零。

(6)用于鉴别非少尿性肾功能不全和肾外性氮质血症,后者往往正常。

第二节　尿液的化学检验

一、尿液蛋白质检查

正常人的肾小球滤液中存在小分子量的蛋白质,在通过近曲小管时绝大部分又被重吸收,因此终尿中的蛋白质含量仅为 30～130 mg/24 h。随机 1 次尿中蛋白质为 0～80 mg/L。尿蛋白定性试验为阴性反应。当尿液中蛋白质超过正常范围时称为蛋白尿。含量大于 0.1 g/L 时定性试验可阳性。正常时分子量 7 万以上的蛋白质不能通过肾小球滤过膜,而分子量 1 万至 3 万的低分子蛋白质虽大多可通过滤过膜,但又为近曲小管重吸收。由肾小管细胞分泌的蛋白如 Tamm-Horsfall 蛋白(T-H 蛋白)、SIgA 等以及下尿路分泌的黏液蛋白可进入尿中。尿蛋白质 2/3 来自血浆蛋白,其中清蛋白约占 40%,其余为小分子量的酶如溶菌酶等、肽类、激素等。可按蛋白质的分子量大小分成 3 组。①高分子量蛋白质:分子量大于 9 万,含量极微,包括由肾髓襻升支及远曲小管上皮细胞分泌的 T-H 糖蛋白及分泌型 IgG 等;②中分子量蛋白质:分子量 4 万至 9 万,是以清蛋白为主的血浆蛋白,可占尿蛋白总数的 1/2～2/3;③低分子量蛋白质:分子量小于 4 万,绝大多数已在肾小管重吸收,因此尿中含量极少,如免疫球蛋白 Fc 片段,游离轻链、α_1 微球蛋白、β_2 微球蛋白等。

蛋白尿形成的机制有以下几点。

(一)肾小球性蛋白尿

肾小球因受炎症、毒素等的损害,引起肾小球毛细血管壁通透性增加,滤出较多的血浆蛋白,超过了肾小管重吸收能力所形成的蛋白尿,称为肾小球性蛋白尿。其机制除因肾小球滤过膜的物理性空间构型改变导致"孔径"增大外,还与肾小球滤过膜的各层特别是足突细胞层的唾液酸减少或消失,以致静电屏障作用减弱有关。

(二)肾小管性蛋白尿

由于炎症或中毒引起近曲小管对低分子量蛋白质的重吸收功能减退而出现以低分子量蛋白质为主的蛋白尿,称为肾小管性蛋白尿。尿中以 β_2 微球蛋白、溶菌酶等增多为主,清蛋白正常或轻度增多。单纯性肾小管性蛋白尿,尿蛋白含量较低,一般低于 1 g/24 h。常见于肾盂肾炎、间质性肾炎、肾小管性酸中毒、重金属(汞、镉、铋)中毒,应用庆大霉素、多黏菌素 B 及肾移植术后等。

(三)混合性蛋白尿

肾脏病变如同时累及肾小球及肾小管,产生的蛋白尿称混合性蛋白尿。在尿蛋白电泳的图谱中显示低分子量的 β_2-微球蛋白(β_2-MG)及中分子量的清蛋白同时增多,而大分子量的蛋白质较少。

(四)溢出性蛋白尿

血液循环中出现大量低分子量(分子量小于 4.5 万)的蛋白质如本周蛋白。血浆肌红蛋白(分子量为1.4 万)增多超过肾小管重吸收的极限于尿中大量出现时称为肌红蛋白尿,也属于溢出性蛋白尿,见于骨骼肌严重创伤及大面积心肌梗死。

(五)偶然性蛋白尿

当尿中混有多量血、脓、黏液等成分而导致蛋白定性试验阳性时称为偶然性蛋白尿。主要见于泌尿道的炎症、药物、出血及在尿中混入阴道分泌物、男性精液等,一般并不伴有肾本身的损害。

(六)生理性蛋白尿或无症状性蛋白尿

由于各种体外环境因素对机体的影响而导致的尿蛋白含量增多,可分为功能性蛋白尿及直立性蛋白尿。

功能性蛋白尿:机体在剧烈运动、发热、低温刺激、精神紧张、交感神经兴奋等所致的暂时性、轻度的蛋白尿。形成机制可能与上述原因造成肾血管痉挛或充血而使肾小球毛细血管壁的通透性增加所致。当诱发因素消失后,尿蛋白也迅速消失。生理性蛋白尿定性一般不超过(+),定量小于 0.5 g/24 h,多见于青少年期。

体位性蛋白尿:又称直立性蛋白尿,由于直立体位或腰部前突时引起的蛋白尿。其特点为卧床时尿蛋白定性为阴性,起床活动若干时间后即可出现蛋白尿,尿蛋白定性可达(++)甚至(+++),而平卧后又转成阴性,常见于青少年,可随年龄增长而消失。其机制可能与直立时前突的脊柱压迫肾静脉,或直立时肾的位置向下移动,使肾静脉扭曲而致肾脏处于淤血状态,与淋巴、血流受阻有关。

1.参考值

尿蛋白定性试验:阴性。尿蛋白定量试验:<0.1 g/L 或≤0.15 g/24 h(考马斯亮蓝法)。

2.临床意义

因器质性变,尿内持续性地出现蛋白,尿蛋白含量的多少,可作为判断病情的参考,但蛋白量的多少不能反映肾脏病变的程度和预后。

(1)急性肾小球肾炎:多数由链球菌感染后引起的免疫反应。持续性蛋白尿为其特征。蛋白定性检查常为(+)~(++)、定量检查大都不超过 3 g/24 h,但也有超过 10 g/24 h 者。一般于病后 2~3 周蛋白定性转为少量或微量,2~3 个月后多消失,也可呈间歇性阳性。成人患者消失较慢,若蛋白长期不消退,应疑及体内有感染灶或转为慢性的趋势。

(2)急进性肾小球肾炎:起病急、进展快。如未能有效控制,大多在半年至1年内死于尿毒症,以少尿、甚至无尿、蛋白尿、血尿和管型尿为特征。

(3)隐匿性肾小球肾炎:临床常无明显症状,但有持续性轻度的蛋白尿。蛋白定性检查多为(±)～(＋),定量检查常在 0.2 g/24 h 左右,一般不超过 1 g/24 h,可称为"无症状性蛋白尿"。在呼吸系统感染或过劳后,蛋白可有明显增多,过后可恢复到原有水平。

(4)慢性肾小球肾炎:病变累及肾小球和肾小管,多属于混合性蛋白尿。慢性肾炎普通型,尿蛋白定性检查常为(＋)～(＋＋＋),定量检查多在 3.5 g/24 h 左右;肾病型则以大量蛋白尿为特征,定性检查为(＋＋)～(＋＋＋＋),定量检查为 3.5～5.0 g/24 h 或 5.0 g/24 h 以上,但晚期,由于肾小球大部毁坏,蛋白排出量反而减少。

(5)肾病综合征:是由多种原因引起的一组临床症候群,包括慢性肾炎肾病型、类脂性肾病、膜性肾小球肾炎、狼疮性肾炎肾病型、糖尿病型肾病综合征和一些原因不明确的肾病综合征等。临床表现以水肿、大量蛋白尿、低蛋白血症、高脂血症为特征,尿蛋白含量较高,且易起泡沫,定性试验多为(＋＋＋)～(＋＋＋＋),定量试验常为 3.5～10.0 g/24 h,最多达 20 g 者。

(6)肾盂肾炎:为泌尿系统最常见的感染性疾病,临床上分为急性和慢性两期。急性期尿液的改变为脓尿,尿蛋白多为(±)～(＋＋)。每天排出量不超过1 g。如出现大量蛋白尿应考虑有否肾炎、肾病综合征或肾结核并发感染的可能性。慢性期尿蛋白可呈间歇性阳性,常为(＋)～(＋＋),并可见混合细胞群和白细胞管型。

(7)肾内毒性物质引起的损害:由金属盐类如汞、镉、铀、铬、砷和铋等或有机溶剂如甲醇、甲苯、四氯化碳等以及抗菌药类如磺胺、新霉素、卡那霉素、庆大霉素、多黏菌素 B、甲氧苯青霉素等,可引起肾小管上皮细胞肿胀、退行性变和坏死等改变,故又称坏死性肾病。系因肾小管对低分子蛋白质重吸收障碍而形成的轻度或中等量蛋白尿,一般不超过 1.5 g/24 h,并有明显的管型尿。

(8)系统性红斑狼疮的肾脏损害:本病在组织学上显示有肾脏病变者高达90％～100％,但以肾脏病而发病者仅为 3％～5％。其病理改变以肾小球毛细血管丛为主,有免疫复合物沉淀和基底膜增厚。轻度损害型尿蛋白常在(＋)～(＋＋),定量检查为 0.5～1.0 g/24 h。肾病综合征型则尿蛋白大量增多。

(9)肾移植:肾移植后,因缺血而造成的肾小管功能损害,有明显的蛋白尿,可持续数周,当循环改善后尿蛋白减少或消失,如再度出现蛋白尿或尿蛋白含量较前增加,并伴有尿沉渣的改变,常提示有排异反应发生。

(10)妊娠和妊娠中毒症:正常孕妇尿中蛋白可轻微增加,属于生理性蛋白尿。此与肾小球滤过率和有效肾血流量较妊娠前增加 $30\% \sim 50\%$ 以及妊娠所致的直立性蛋白尿(约占 20%)有关。妊娠中毒症则因肾小球的小动脉痉挛,血管腔变窄,肾血流量减少,组织缺氧使其通透性增加,血浆蛋白从肾小球漏出之故。尿蛋白多为(+)～(++),病情严重时可增至(+++)～(++++),如定量超过 5 g/24 h,提示为重度妊娠中毒症。

二、本周蛋白尿检查

本周蛋白是免疫球蛋白的轻链单体或二聚体,属于不完全抗体球蛋白,分为 K 型和 λ 型,其分子量分别为 22 000 和 44 000,蛋白电泳时可在 $α_2$ 至 γ 球蛋白区带间的某个部位出现 M 区带,多位于 γ 区带及 β-γ 区。易从肾脏排出称轻链尿。可通过肾小球滤过膜滤出,若其量超过近曲小管所能吸收的极限,则从尿中排出,在尿中排出率多于清蛋白。肾小管对本周蛋白具有重吸收及异化作用,通过肾排泄时,可抑制肾小管对其他蛋白成分的重吸收,并可损害近曲、远曲小管,因而导致肾功能障碍及形成蛋白尿,同时有清蛋白及其他蛋白成分排出。本周蛋白在加热至 $40 \sim 60 \ ℃$ 时可发生凝固,温度升至 $90 \sim 100 \ ℃$ 时可再溶解,故又称凝溶蛋白。

(一)原理

尿内本周蛋白在加热 $40 \sim 60 \ ℃$ 时,出现凝固沉淀,继续加热至 $90 \sim 100 \ ℃$ 时又可再溶解,故利用此凝溶特性可将此蛋白与其他蛋白区分。

(二)参考值

尿本周蛋白定性试验:阴性(加热凝固法或甲苯磺酸法)。

(三)临床意义

1.多发性骨髓瘤

多发性骨髓瘤是浆细胞恶性增生所致的肿瘤性疾病,其异常浆细胞(骨髓瘤细胞),在制作免疫球蛋白的过程中,产生过多的轻链且在未与重链装配前即从细胞内分泌排出,经血液循环由肾脏排至尿中,有 $35\% \sim 65\%$ 的病例本周蛋白尿呈阳性反应,但每天排出量有很大差别,可从 1 g 至数十克,最高达 90 g 者,有时定性试验呈间歇阳性,故一次检验阴性不能排除本病。

2.华氏巨球蛋白血症

华氏巨球蛋白血症属浆细胞恶性增殖性疾病,血清内 IgM 显著增高为本病的重要特征,约有 20% 的患者尿内可出现本周蛋白。

3.其他疾病

如淀粉样变性、恶性淋巴瘤、慢性淋巴细胞性白血病、转移瘤、慢性肾炎、肾盂肾炎、肾癌等患者尿中也偶见本周蛋白,可能与尿中存在免疫球蛋白碎片有关。

三、尿液血红蛋白、肌红蛋白及其代谢产物的检查

(一)血红蛋白尿的检查

当血管内有大量红细胞破坏,血浆中游离血红蛋白超过 1.5 g/L(正常情况下肝珠蛋白最大结合力为 1.5 g/L 血浆)时,血红蛋白随尿排出,尿中血红蛋白检查阳性,称血红蛋白尿。血红蛋白尿特点,外观呈脓茶色或透明的酱油色,镜检时无红细胞,但隐血呈阳性反应。

1.原理

血红蛋白中的亚铁血红素有类似过氧化物酶活性,能催化过氧化氢放出新生态的氧,氧化受体氨基比林使之呈色,借以识别血红蛋白的存在。

2.参考值

正常人尿中血红蛋白定性试验:阴性(氨基比林法)。

3.临床意义

(1)阳性可见于各种引起血管内溶血的疾病,如葡萄糖-6-磷酸脱氢酶缺乏在食蚕豆或使用药物伯氨喹、磺胺、菲那西丁时引起的溶血。

(2)血型不合输血引起的急性溶血,广泛性烧伤、恶性疟疾、某些传染病(猩红热、伤寒、丹毒)、毒覃中毒、毒蛇咬伤等大都有变性的血红蛋白出现。

(3)遗传性或继发性溶血性贫血,如阵发性寒冷性血红蛋白尿症、行军性血红蛋白尿症及阵发性睡眠性血红蛋白尿症。

(4)自身免疫性溶血性贫血、系统性红斑狼疮等。

(二)肌红蛋白尿的检查

肌红蛋白是横纹肌、心肌细胞内的一种含亚铁血红素的蛋白质,其结构及特性与血红蛋白相似,但仅有一条肽链,分子量为 1.60 万~1.75 万。当肌肉组织受损伤时,肌红蛋白可大量释放到细胞外入血流,因分子量小,可由肾排出。尿

中肌红蛋白检查阳性,称肌红蛋白尿。

1. 原理

肌红蛋白和血红蛋白一样,分子中含有血红素基团,具有过氧化物酶活性,能用邻甲苯胺或氨基比林与过氧化氢呈色来鉴定,肌红蛋白在 80％饱和硫酸铵浓度下溶解,而血红蛋白和其他蛋白质则发生沉淀,可资区别。

2. 参考值

肌红蛋白定性反应:阴性(硫酸铵法)。肌红蛋白定量试验:<4 mg/L(酶联免疫吸附法)。

3. 临床意义

(1)阵发性肌红蛋白尿:肌肉疼痛性痉挛发作 72 小时后出现肌红蛋白尿。

(2)行军性肌红蛋白尿:非习惯性过度运动。

(3)创伤:挤压综合征、子弹伤、烧伤、电击伤、手术创伤。

(4)原发性肌疾病:肌肉萎缩、皮肌炎及多发性肌炎、肌肉营养不良等。

(5)组织局部缺血性肌红蛋白尿:心肌梗死早期、动脉梗死。

(6)代谢性肌红蛋白尿:乙醇中毒、砷化氢、一氧化碳中毒、巴比妥中毒、肌糖原积累等。

(三)含铁血黄素尿的检查

含铁血黄素尿为尿中含有暗黄色不稳定的铁蛋白聚合体,是含铁的棕色色素。血管内溶血时肾在清除游离血红蛋白过程中,血红蛋白大部分随尿排出,产生血红蛋白尿。其中的一部分血红蛋白被肾小管上皮细胞重吸收,并在细胞内分解成含铁血黄素,当这些细胞脱落至尿中时,可用铁染色法检出,细胞解体时,则含铁血黄素颗粒释放于尿中,也可用普鲁士蓝反应予以鉴别。

1. 原理

含铁血黄素中的高铁离子,在酸性环境下与亚铁氰化物作用,产生蓝色的亚铁氰化铁,又称普鲁士蓝反应。

2. 参考值

含铁血黄素定性试验:阴性(普鲁士蓝法)。

3. 临床意义

尿内含铁血红素检查,对诊断慢性血管内溶血有一定价值,主要见于阵发性睡眠性血红蛋白尿症、行军性肌红蛋白尿、自身免疫溶血性贫血、严重肌肉疾病等。但急性溶血初期,血红蛋白检查阳性,因血红蛋白尚未被肾上皮细胞摄取,未形成含铁血黄素,本试验可呈阴性。

(四)尿中卟啉及其衍生物检查

卟啉是血红素生物合成的中间体,为构成动物血红蛋白、肌红蛋白、过氧化氢酶、细胞色素等的重要成分。卟啉是由 4 个吡咯环连接而成的环状化合物。血红素的合成过程十分复杂,其基本原料是琥珀酰辅酶 A 和甘氨酸,B 族维生素也参与作用。正常人血和尿中含有少量的卟啉类化合物。卟啉病是一种先天性或获得性卟啉代谢紊乱的疾病,其产物大量由尿和粪便排出,并出现皮肤、内脏、精神和神经症状。

1.卟啉定性检查

(1)原理:尿中卟啉类化合物(金属卟啉、粪卟啉、原卟啉)在酸性条件下用乙酸乙酯提取,经紫外线照射下显红色荧光。

(2)参考值:尿卟啉定性试验阴性(Haining 法)。

2.卟胆原定性检查

(1)原理:尿中卟胆原是血红素合成的前身物质,它与对二甲氨基苯甲醛在酸性溶液中作用,生成红色缩合物。尿胆原及吲哚类化合物亦可与试剂作用,形成红色。但前者可用氯仿将红色提取,后者可用正丁醇将红色抽提除去,残留的尿液如仍呈红色,提示有卟胆原。

(2)参考值:尿卟胆原定性试验阴性(Watson-Schwartz 法)。

(3)临床意义:卟啉病引起卟啉代谢紊乱,导致其合成异常和卟啉及其前身物与氨基-γ-酮戊酸及卟胆原的排泄异常,在这种异常代谢过程中产生的尿卟啉、粪卟啉大量排出。临床应用:①肝性卟啉病呈阳性;②鉴别急性间歇性卟啉病。因患者出现腹疼、胃肠道症状、精神症状等,易与急性阑尾炎、肠梗阻、神经精神疾病混淆,检查卟胆原可作为鉴别诊断参考。

四、尿糖检查

临床上出现在尿液中的糖类,主要是葡萄糖尿,偶见乳糖尿、戊糖尿、半乳糖尿等。正常人尿液中可有微量葡萄糖,每天尿内排出<2.8 mmol/24 h,用定性方法检查为阴性。糖定性试验呈阳性的尿液称为糖尿,尿糖形成的原因如下:当血中葡萄糖浓度大于 8.8 mmol/L 时,肾小球滤过的葡萄糖量超过肾小管重吸收能力("肾糖阈")即可出现糖尿。

尿中出现葡萄糖取决于三个因素:①动脉血中葡萄糖浓度;②每分钟流经肾小球中的血浆量;③近端肾小管上皮细胞重吸收葡萄糖的能力即肾糖阈。肾糖阈可随肾小球滤过率和肾小管葡萄糖重吸收率的变化而改变。当肾小球滤过率减低时可导致"肾糖阈"提高,而肾小管重吸收减少时则可引起肾糖阈降低。葡萄糖尿除因血糖浓度过高引起外,也可因肾小管重吸收能力降低引起,后者血糖可正常。

(一)参考值

尿糖定性试验:阴性(葡萄糖氧化酶试带法)。尿糖定量试验:<2.8 mmol/24 h(<0.5 g/24 h),浓度为0.1~0.8 mmol/L。

(二)临床意义

1.血糖增高性糖尿

(1)饮食性糖尿:因短时间摄入大量糖类(大于 200 g)而引起。确诊须检查清晨空腹的尿液。

(2)持续性糖尿:清晨空腹尿中呈持续阳性,常见于因胰岛素绝对或相对不足所致糖尿病,此时空腹血糖水平常已超过肾阈,24 小时尿中排糖近于 100 g 或更多,每天尿糖总量与病情轻重相平行。如并发肾小球动脉硬化症,则肾小球滤过率减少,肾糖阈升高,此时血糖虽已超常,尿糖亦呈阴性,进食后 2 小时由于负载增加则可见血糖升高,尿糖阳性,对于此型糖尿病患者,不仅需要检查空腹血糖及尿糖定量,还需进一步进行糖耐量试验。

(3)其他疾病血糖增高性糖尿见于:①甲状腺功能亢进,由于肠壁的血流加速和糖的吸收增快,因而在饭后血糖增高而出现糖尿;②肢端肥大症,可因生长激素分泌旺盛而致血糖升高,出现糖尿;③嗜铬细胞瘤,可因肾上腺素及去甲肾上腺素大量分泌,致使磷酸化酶活性增强,促使肝糖原降解为葡萄糖,引起血糖升高而出现糖尿;④库欣综合征,因皮质醇分泌增多,使糖原异生旺盛,抑制己糖磷酸激酶和对抗胰岛素作用,因而出现糖尿。

(4)一过性糖尿:又称应激性糖尿,见于颅脑外伤、脑血管意外、情绪激动等情况下,脑血糖中枢受到刺激,导致肾上腺素、胰高血糖素大量释放,因而可出现暂时性高血糖和糖尿。

2.血糖正常性糖尿

肾性糖尿属血糖正常性糖尿,因近曲小管对葡萄糖的重吸收功能低下所致。其中先天性者为家族性肾性糖尿,见于范可尼综合征,患者出现糖尿而空腹血糖、糖耐量试验均正常;新生儿糖尿是因肾小管功能还不完善;后天获得性肾性糖尿可见于慢性肾炎和肾病综合征时。妊娠后期及哺乳期妇女,出现糖尿可能与肾小球滤过率增加有关。

121

3.尿中其他糖类

尿中除葡萄糖外还可出现乳糖、半乳糖、果糖、戊糖等,除受进食种类不同影响外,可能与遗传代谢紊乱有关。

(1)乳糖尿:有生理性和病理性两种,前者出现在妊娠末期或产后 2～5 天,后者见于消化不良的患儿尿中,当乳糖摄取量在 100 g 以上时因缺乏乳糖酶 1,则发生乳糖尿。

(2)半乳糖尿:先天性半乳糖血症是一种常染色体隐性遗传性疾病。由于缺乏半乳糖-1-磷酸尿苷转化酶或半乳糖激酶,不能将食物内半乳糖转化为葡萄糖所致,患儿可出现肝大、肝功损害、生长发育停滞、智力减退、哺乳后不安、拒食、呕吐、腹泻、肾小管功能障碍等,此外还可查出氨基酸尿(精、丝、甘氨酸等)。由半乳糖激酶缺乏所致白内障患者也可出现半乳糖尿。

(3)果糖尿:正常人尿液中偶见果糖,摄取大量果糖后尿中可出现暂时性果糖阳性。在肝脏功能障碍时,肝脏对果糖的利用下降,导致血中果糖升高而出现果糖尿。

(4)戊糖尿:尿液中出现的主要是 L-阿拉伯糖和 L-木糖。在食用枣、李子、樱桃及其他果汁等含戊糖多的食品后,一过性地出现在尿液中,后天性戊糖增多症,是因为缺乏从 L-木酮糖向木糖醇的转移酶,尿中每天排出木酮糖 4～5 g。

五、尿酮体检查

酮体是乙酰乙酸、β-羟丁酸及丙酮的总称,为体内脂肪酸代谢的中间产物。正常人血中丙酮浓度较低,为 2.0～4.0 mg/L,其中乙酰乙酸、β-羟丁酸、丙酮分别约占 20％、78％、2％。一般检查方法为阴性。在饥饿,各种原因引起糖代谢发生障碍、脂肪分解增加及糖尿病酸中毒时,因产生酮体速度大于组织利用速度,可出现酮血症,继而产生酮尿。

(一)原理

尿中丙酮和乙酰乙酸在碱性溶液中与硝普钠作用产生紫红色化合物。

(二)参考值

尿酮体定性试验:阴性(Rothera 法)。

(三)临床意义

1.糖尿病酮症酸中毒

由于糖利用减少、分解脂肪产生酮体增加而引起酮症,尿内酮体呈强阳性反应。当肾功能严重损伤而肾阈值增高时,尿酮体可减少,甚至完全消失。

2.非糖尿病性酮症者

如感染性疾病发热期、严重腹泻、呕吐、饥饿、禁食过久、全身麻醉后等均可出现酮尿。妊娠妇女常因妊娠反应,呕吐、进食少,以致体脂降解代谢明显增多,发生酮病而致酮尿。

3.中毒

如氯仿、乙醚麻醉后、磷中毒等。

4.服用双胍类降糖药

如苯乙双胍等,由于药物有抑制细胞呼吸的作用,可出现血糖降低,但酮尿阳性的现象。

六、脂肪尿和乳糜尿检查

尿液中混有脂肪小滴时称为脂肪尿。尿中含有淋巴液、外观呈乳糜状称乳糜尿。由呈胶体状的乳糜微粒和蛋白质组成,其形成原因是经肠道吸收的脂肪皂化后成乳糜液,由于种种原因致淋巴引流不畅而未能进入血液循环,以至逆流在泌尿系统淋巴管中时,可致淋巴管内压力升高、曲张破裂、乳糜液流入尿中呈乳汁样。乳糜尿中混有血液,则称乳糜血尿。乳糜尿中主要含卵磷脂、胆固醇、脂酸盐及少量纤维蛋白原、清蛋白等。如合并泌尿道感染,则可出现乳糜脓尿。

(一)原理

乳糜由脂肪微粒组成,较大的脂粒在镜下呈球形,用苏丹Ⅲ染成红色者为乳糜阳性。过小的脂粒,不易在镜下观察,可利用其溶解乙醚的特性,加乙醚后使乳白色浑浊尿变清,即为乳糜阳性。

(二)参考值

乳糜定性试验:阴性。

(三)临床意义

1.淋巴管阻塞

淋巴管阻塞常见于丝虫病,乳糜尿是慢性期丝虫病的主要临床表现之一。这是由丝虫在淋巴系统中,引起炎症反复发作,大量纤维组织增生,使腹部淋巴管或胸导管广泛阻塞所致。

2.过度疲劳、妊娠及分娩后等因素

诱发出现间歇性乳糜尿,偶尔也见少数病例呈持续阳性。

3.其他

先天性淋巴管畸形、腹内结核、肿瘤、胸腹部创伤、手术伤、糖尿病、高脂血症、肾盂肾炎、棘球蚴病、疟疾等也可引起乳糜尿。

七、尿液胆色素检查

尿中胆色素包括胆红素、尿胆原及尿胆素。由于送检多为新鲜尿,尿胆原尚未氧化成尿胆素,故临床多查尿胆红素及尿胆原。

(一)胆红素检查

胆红素是血红蛋白分解代谢的中间产物,是胆汁中的主要成分,可分为未经肝处理的未结合胆红素和经肝与葡萄糖醛酸结合形成的结合胆红素。未结合胆红素不溶于水,在血中与蛋白质结合不能通过肾小球滤膜。结合胆红素分子量小,溶解度高,可通过肾小球滤膜,由尿中排出。由于正常人血中结合胆红素含量很低(小于 4 μmol/L),滤过量极少,因此尿中检不出胆红素,如血中结合胆红素增加可通过肾小球滤膜使尿中结合胆红素增加,尿胆红素试验阳性反应。

1.原理

尿液中的胆红素与重氮试剂作用,生成红色的偶氮化合物。红色的深浅大体能反应胆红素含量的多少。

2.参考值

胆红素试验:阴性(试带法)。

(二)尿胆原检查

1.原理

尿胆原在酸性溶液中与对二甲氨基苯甲醛作用,生成樱红色化合物。

2.参考值

尿胆原定性试验:正常人为弱阳性,其稀释度在 1∶20 以下(改良 Ehrlich 法)。

(三)尿胆素检查

1.原理

在无胆红素的尿液中,加入碘液,使尿中尿胆原氧化成尿胆素,当与试剂中的锌离子作用,形成带绿色荧光的尿胆素-锌复合物。

2.参考值

尿胆素定性试验:阴性(Schilesinger 法)。

3.临床意义

临床上根据黄疸产生的机制可区分为溶血性黄疸、肝细胞性和阻塞性黄疸三型。尿三胆检验在诊断鉴别三型黄疸上有重要意义。

（1）溶血性黄疸：见于体内大量溶血时，如溶血性贫血、疟疾、大面积烧伤等。由于红细胞破坏时未结合胆红素增加，使血中含量增高，未结合胆红素不能通过肾，尿中胆红素检查为阴性。未结合胆红素增加，导致肝细胞代偿性产生更多的结合胆红素。当将其排入肠道后转变为粪胆原的量亦增多，尿胆原的形成也增加，而肝脏重新利用尿胆原的能力有限（肝功能也可能同时受损）所以尿胆原的含量也增加可呈阳性或强阳性。

（2）肝细胞性黄疸：肝细胞损伤时其对胆红素的摄取、结合、排除功能均可能发生障碍。由于肝细胞坏死、肝细胞肿胀、毛细胆管受压，而在肿胀与坏死的肝细胞间弥散经血窦使胆红素进入血液循环，导致血中结合胆红素升高，因其可溶于水并经肾排出，使尿胆红素试验呈阳性。但由于肝细胞处理未结合胆红素及尿胆原的能力下降，故血中未结合胆红素及尿胆原均可增加，此外经肠道吸收的粪胆原也因肝细胞受损不能将其转变为胆红素，而以尿胆原形式由尿中排出，因此在肝细胞黄疸时尿中胆红素与尿胆原均呈明显阳性，而粪便中尿胆原则往往减少。在急性病毒性肝炎时，尿胆红素阳性可早于临床黄疸。其他原因引起的肝细胞黄疸，如药物、毒物引起的中毒性肝炎也出现类似结果。

（3）阻塞性黄疸：胆汁淤积使肝胆管内压增高，导致毛细胆管破裂，结合胆红素不能排入肠道而逆流入血由尿中排出，尿胆红素检查呈阳性。由于胆汁排入肠道受阻，故尿胆原、粪胆原均显著减少。可见于各种原因引起的肝内外完全或不完全梗阻，如胆石症、胆管癌、胰头癌、原发性胆汁性肝硬化等。

八、尿液氨基酸检查

尿中有一种或数种氨基酸增多称为氨基酸尿。随着对遗传病的认识，氨基酸尿的检查已受到重视。由于血浆氨基酸的肾阈较高，正常尿中只能出现少量氨基酸。即使被肾小球滤出，也很易被肾小管重吸收。尿中氨基酸分为游离和结合二型，其中游离型排出量约为 $1.1\ g/24\ h$，结合型约为 $2\ g/24\ h$。结合型是氨基酸在体内转化的产物如甘氨酸与苯甲酸结合生成马尿酸；N-乙酰谷氨酸与苯甲酸结合生成苯乙酰谷氨酸。正常尿中氨基酸含量与血浆中明显不同，尿中氨基酸以甘氨酸、组氨酸、赖氨酸、丝氨酸及氨基乙磺酸为主。排泄量在年龄组上有较大差异，某些氨基酸儿童的排出量高于成人，可能由于儿童肾小管发育未成熟，重吸收减少之故。但成人的 β-氨基异丁酸、甘氨酸、门冬氨酸等又明显高于儿童。尿氨基酸除与年龄有关外，也因饮食、遗传和生理变化而有明显差别，如妊娠期尿中组氨酸、苏氨酸可明显增加。检查尿中氨基酸及其代谢产物,可作为遗传性疾病氨基酸异常的筛选试验。血中氨基酸浓度增加,可溢出在尿中,见于某些先天性疾病。如因肾受毒物或药物的损伤,肾小管重吸收障碍,肾阈值降低,所致肾型氨基酸尿时,患者血中氨基酸浓度则不高。

(一)胱氨酸尿检查

胱氨酸尿是先天性代谢病,主要原因是肾小管对胱氨酸、赖氨酸、精氨酸和鸟氨酸的重吸收障碍导致尿中这些氨基酸排出量增加。由于胱氨酸难溶解,易达到饱和,易析出而形成结晶,反复发生结石,尿路梗阻合并尿路感染;严重者可形成肾盂积水、梗阻性肾病,最后导致肾衰竭。

1.原理

胱氨酸经氰化钠作用后,与亚硝基氰化钠产生紫红色反应。

2.参考值

胱氨酸定性试验:阴性或弱阳性。胱氨酸定量试验:正常尿中胱氨酸、半胱氨酸为83~830 μmol(10~100 mg)/24 h尿(硝普钠法)。

3.临床意义

定性如呈明显阳性为病理变化,见于胱氨酸尿症。

(二)酪氨酸尿检查

酪氨酸代谢病是一种罕见的遗传性疾病。由于缺乏对羟基苯丙酮酸氧化酶和酪氨酸转氨酶,尿中对羟基苯丙酮酸和酪氨酸显著增加,临床表现为结节性肝硬化、腹部膨大、脾大、多发性肾小管功能障碍等。

1.原理

酪氨酸与硝酸亚汞和硝酸汞反应生成一种红色沉淀物。

2.参考值

尿酪氨酸定性试验:阴性(亚硝基苯酚法)。

3.临床意义

临床见于急性磷、氯仿或四氯化碳中毒,急性重型肝炎或肝硬化、白血病、糖尿病性昏迷或伤寒等。

(三)苯丙酮尿检查

苯丙酮尿症是由于患者肝脏中缺乏苯丙氨酸羟化酶,使苯丙氨酸不能氧化成酪氨酸,只能变成苯丙酮酸。大量苯丙氨酸和苯丙酮酸累积在血液和脑脊液中,并随尿液排出。

1.原理

尿液中的苯丙酮酸在酸性条件下,与三氯化铁作用,生成蓝绿色。

2.参考值

尿液苯丙酮酸定性试验:阴性(三氯化铁法)。

3.临床意义

苯丙酮酸尿见于先天性苯丙酮酸尿症。大量的苯丙酮酸在体内蓄积,对患者的神经系统造成损害并影响体内色素的代谢。此病多在小儿中发现,患者的智力发育不全,皮肤和毛发颜色较淡。

(四)尿黑酸检查

尿黑酸是一种罕见的常染色体隐性遗传病,本病是由于患者体内缺乏使黑酸转化为乙酰乙酸的尿黑酸氧化酶,而使酪氨酸和苯丙氨酸代谢终止在尿黑酸阶段。尿黑酸由尿排出后,暴露在空气中逐渐氧化成黑色素。其早期临床症状为尿呈黑色,皮肤色素沉着,在儿童期和青年期往往被忽视,但在中老年期常发生脊柱和大关节炎等严重情况。

1.原理

尿液中的尿黑酸与硝酸银作用,遇上氨产生黑色沉淀,借以识别尿黑酸的存在。

2.参考值

尿黑酸定性试验:阴性(硝酸银法)。

3.临床意义

黑酸尿在婴儿期易观察,因其尿布上常有黑色污斑。患者一般无临床症状,至老年时可产生褐黄病(即双颊、鼻、巩膜及耳郭呈灰黑色或褐色),是尿黑酸长期在组织中储积所致。

(五)Hartnup 病的检查

Hartnup 病是一种先天性常染色体隐性遗传病。由于烟酰胺缺乏,患者常表现为糙皮病性皮疹及小脑共济失调。这是由于肾小管对色氨酸重吸收发生障碍所致。可用薄层法予以确证,在层析图上可见 10 种以上的氨基酸。

1.原理

2,4-二硝基苯肼与尿中存在的 α-酮酸(由异常出现的单氨基单羧基中性氨基酸经代谢所致)作用生成一种白色沉淀物。

2.参考值

Hartnup 病的检查:阴性(2,4-二硝基苯肼法)。

3.临床意义

当发生先天性或获得性代谢缺陷时,尿中一种或数种氨基酸量比正常增多,称为氨基酸尿。

(1)肾性氨基酸尿:这是由于肾小管对某些氨基酸的重吸收发生障碍所致。非特异性:Fanconi综合征(多发性肾近曲小管功能不全)、胱氨酸病、Wilson病(进行性肝豆状核变性)、半乳糖血症。特异性:胱氨酸尿、甘氨酸尿。

(2)溢出性氨基酸尿:由于氨基酸中间代谢的缺陷,导致血浆中某些氨基酸水平的升高,超过正常肾小管重吸收能力,使氨基酸溢入尿中。非特异性:肝病、早产儿和新生儿、巨幼细胞性贫血、铅中毒、肌肉营养不良、Wilson病及白血病等。遗传性或先天性:槭糖尿病、Hartnup病(遗传性烟酰胺缺乏)、苯丙酮尿。

(3)由氨基酸衍生物的异常排泄所致:黑酸尿、草酸盐沉积症、苯丙酮尿及吡哆醇缺乏。

九、尿酸碱度检查

尿液酸碱度即尿的pH,可反映肾脏调节体液酸碱平衡的能力。尿液pH主要由肾小管泌H^+,分泌可滴定酸、铵的形成、重碳酸盐的重吸收等因素决定,其中最重要的是酸性磷酸盐及碱性磷酸盐的相对含量,如前者多于后者,尿呈酸性反应,反之呈中性或碱性反应。尿pH受饮食种类影响很大,如进食蛋白质较多,则由尿排出的磷酸盐及硫酸盐增多,尿pH较低;而进食蔬菜多时尿pH常大于6。当每次进食后,由于胃黏膜要分泌多量盐酸以助消化,为保证有足够的H^+和Cl^-进入消化液,则尿液泌H^+减少和Cl^-的重吸收增加,而使尿pH呈一过性增高,称之为碱潮。其他如运动、饥饿、出汗等生理活动,夜间入睡后呼吸变慢,体内酸性代谢产物均可使尿pH降低。药物、不同疾病等多种因素也影响尿液pH。

(一)原理

甲基红和溴麝香草酚蓝指示剂适当配合可反映pH4.5~9.0的变异范围。

(二)参考值

尿的pH:正常人在普通膳食条件下尿液pH为4.6~8.0(平均6.0)(试带法)。

(三)临床意义

1.尿pH降低

酸中毒、慢性肾小球肾炎、痛风、糖尿病等排酸增加;呼吸性酸中毒,因CO_2

潴留等,尿多呈酸性。

2.尿 pH 升高

频繁呕吐丢失胃酸、服用重碳酸盐、尿路感染、换氧过度及丢失 CO_2 过多的呼吸性碱中毒,尿呈碱性。

3.尿液 pH 一般与细胞外液 pH 变化平行

尿液 pH 一般与细胞外液 pH 变化平行,但应注意:①低钾血症性碱中毒时,由于肾小管分泌 H^+ 增加,尿酸性增强,反之,高钾性酸中毒时,排 K^+ 增加,肾小管分泌 H^+ 减少,可呈碱性尿;②变形杆菌性尿路感染时,由于尿素分解成氨,呈碱性尿;③肾小管性酸中毒时,因肾小管形成 H^+、排出 H^+ 及 H^+-Na^+ 交换能力下降,尽管体内为明显酸中毒,但尿 pH 呈相对偏碱性。

十、尿路感染的过筛检查

尿路感染的频度仅次于呼吸道感染,其中有 70%～80%因无症状而忽略不治,成为导致发展成肾病的一个原因。无症状性尿路感染的发生率很高,18%的妇女有潜在性尿路感染。

(一)氯化三苯四氮唑还原试验

此法是利蒙(Limon)在 1962 年提出的一种尿路感染诊断试验。当尿中细菌在每毫升10^5 个时,本试验为阳性,肾盂肾炎的阳性为 68%～94%。

原理:无色的氯化三苯四氮唑,可被大肠埃希菌等代谢产物还原成三苯甲腙,呈桃红色至红色沉淀。

(二)尿内亚硝酸盐试验

本试验又称 Griess 试验。当尿路感染的细菌有还原硝酸盐为亚硝酸盐的能力时,本试验呈阳性反应。大肠埃希菌属、枸橼酸杆菌属、变形杆菌属、假单胞菌属等皆有还原能力,肾盂肾炎的阳性率可达 69%～80%。

原理:大肠埃希菌等革兰阴性杆菌,能还原尿液中的硝酸盐为亚硝酸盐,使试剂中的对氨基苯磺酸重氮化,成为对重氮苯磺酸。对氨基苯磺酸再与 α-萘胺结合成 N-α-萘胺偶氮苯磺酸,呈现红色。

十一、泌尿系统结石检查

泌尿系统结石是指在泌尿系统内因尿液浓缩沉淀形成颗粒或成块样聚集物,包括肾结石、输尿管结石、膀胱结石和尿路结石,为常见病,好发于青壮年,近年来发病率有上升趋势。尿结石病因较复杂,近年报道的原因:原因不明、机制不清的尿结石称为原发性尿石;微小细菌引起的尿石:近年由芬兰科学家证明形成肾结石的原因是由自身能够形成矿物外壳的微小细菌;代谢性尿石:是由体内或肾内代谢紊乱而引起,如甲状腺功能亢进、特发性尿钙症引起尿钙增高、痛风的尿酸排泄增加、肾小管酸中毒时磷酸盐大量增加等,其形成结石多为尿酸盐、碳酸盐、胱氨酸、黄嘌呤结石;继发性或感染性结石:主要为泌尿系统细菌感染,特别是能分解尿素的细菌如变形杆菌将尿素分解为游离氨使尿液碱化,促使磷酸盐、碳酸盐以菌团或脓块为核心而形成结石。此外,结石的形成与种族、遗传(胱氨酸结石有遗传趋势)、性别、年龄、地理环境、饮食习惯、营养状况以及尿路本身疾病如尿路狭窄、前列腺增生等均有关系。

结石的成分主要有 6 种,按所占比例高低依次为草酸盐、磷酸盐、尿酸盐、碳酸盐、胱氨酸及黄嘌呤。多数结石混合两种或两种以上成分。因晶体占结石重量常超过 60%,因此临床常以晶体成分命名。

第三节　尿液的沉渣检验

尿液的沉渣检验(简称尿沉渣检查)是用显微镜对尿沉淀物进行检查,识别尿液中细胞、管型、结晶、细菌、寄生虫等各种病理成分,辅助对泌尿系统疾病做出诊断、定位、鉴别诊断及预后判断的重要试验项目。

一、尿细胞成分检查

(一)红细胞

正常人尿沉渣镜检红细胞为 0~3/HP。若红细胞>3/HP,尿液外观无血色者,称为镜下血尿,应考虑为异常。

新鲜尿中红细胞形态对鉴别肾小球源性和非肾小球源性血尿有重要价值,因此除注意红细胞数量外还要注意其形态,正常红细胞直径为 7.5 μm。异常红细胞:小红细胞直径<6 μm;大细胞直径>9 μm;巨红细胞>10 μm。用显微镜观察,可将尿中红细胞分成四种。

1.均一形红细胞

红细胞外形及大小正常,以正常红细胞为主,在少数情况下也可见到丢失血红蛋白的影细胞或外形轻微改变的棘细胞,整个尿沉渣中不存在两种以上的类型。一般通称为 O 型细胞。

2.多变形红细胞

红细胞大小不等,外形呈两种以上的多形性变化,常见以下形态:胞质从胞膜向外突出呈相对致密小泡,胞膜破裂,部分胞质丢失;胞质呈颗粒状,沿细胞膜内侧间断沉着;细胞的一侧向外展,类似葫芦状或发芽的酵母状;胞质内有散在的相对致密物,成细颗粒状;胞质向四周集中形似炸面包圈样以及破碎的红细胞等,称为Ⅰ型。

3.变形红细胞

变形红细胞多为皱缩红细胞,主要为膜皱缩、血红蛋白浓缩,呈高色素性,体积变小,胞膜可见棘状突起,棘突之间看不到膜间隔,有时呈桑葚状、星状、多角形,是在皱缩基础上产生的,称为Ⅱ型。

4.小形红细胞

直径在 6 μm 以下,细胞膜完整,血红蛋白浓缩,呈高色素性。体积变小,细胞大小基本一致称为Ⅲ型。

肾小球源性血尿多为Ⅰ、Ⅱ、Ⅲ型红细胞形态,通过显微镜诊断,与肾活检的诊断符合率可达 96.7%。非肾小球疾病血尿,则多为均一性血尿,与肾活检诊断符合率达 92.6%。

肾小球性血尿红细胞形态学变化的机制目前认为可能是由于红细胞通过有病理改变的肾小球滤膜时,受到了挤压损伤;以后在通过各段肾小管的过程中又受到不同的 pH 和不断变化着的渗透压的影响;加上介质的张力,各种代谢产物(脂肪酸、溶血、卵磷脂、胆酸等)的作用,造成红细胞的大小、形态和血红蛋白含量等变化。而非肾小球性血尿主要是肾小球以下部位和泌尿通路上毛细血管破裂的出血,不存在通过肾小球滤膜所造成的挤压损伤,因而红细胞形态正常。来自肾小管的红细胞虽可受 pH 及渗透压变化的作用,但因时间短暂,变化轻微,多呈均一性血尿。

临床意义:正常人特别是青少年在剧烈运动、急行军、冷水浴、久站或重体力劳动后可出现暂时性镜下血尿,这种一过性血尿属生理性变化范围。女性患者应注意月经污染问题,需通过动态观察加以区别。引起血尿的疾病很多,可归纳为三类原因。

(1)泌尿系统自身疾病:泌尿系统各部位的炎症、肿瘤、结核、结石、创伤、肾移植排异、先天性畸形等均可引起不同程度的血尿,如急、慢性肾小球肾炎、肾盂肾炎、肾结石等都是引起血尿的常见原因。

（2）全身其他系统疾病：主要见于各种原因引起的出血性疾病，如特发性血小板减少性紫癜、血友病、DIC、再生障碍性贫血和白血病合并有血小板减少时，某些免疫性疾病如系统性红斑狼疮等也可发生血尿。

（3）泌尿系统附近器官的疾病：如前列腺炎、精囊炎、盆腔炎等患者尿中也偶尔见到红细胞。

（二）白细胞、脓细胞、闪光细胞

正常人尿沉渣镜检白细胞＜5/HP，若白细胞超过5/HP即为增多，称为镜下脓尿。白细胞系指无明显退变的完整细胞，尿中以中性粒细胞较多见，也可见到淋巴细胞及单核细胞。其细胞质清晰整齐，加1%醋酸处理后细胞核可见到。中性粒细胞常分散存在。脓细胞系指在炎症过程中破坏或死亡的中性粒细胞，外形不规则，细胞质内充满颗粒，细胞核不清，易聚集成团，细胞界限不明显，此种细胞称为脓细胞。急性肾小球肾炎时，尿内白细胞可轻度增多。若发现多量白细胞，表示泌尿系统感染如肾盂肾炎、膀胱炎、尿道炎及肾结核等。肾移植手术后1周内尿中可出现较多的中性粒细胞，随后可逐渐减少而恢复正常。成年女性生殖系统有炎症时，常有阴道分泌物混入尿内。除有成团脓细胞外，并伴有多量扁平上皮细胞及一些细长的大肠埃希菌。闪光细胞是一种在炎症感染过程中，发生脂肪变性的多形核白细胞，其胞质中充满了活动的闪光颗粒，这种颗粒用Sternheimer-Malbin法染色时结晶紫不着色而闪闪发光，故称为闪光细胞，有时胞质内可有空泡。

临床意义有以下几点。

（1）泌尿系统有炎症时均可见到尿中白细胞增多，尤其在细菌感染时多见，如急、慢性肾盂肾炎、膀胱炎、尿道炎、前列腺炎、肾结核等。

（2）女性阴道炎或宫颈炎、附件炎时可因分泌物进入尿中，而见白细胞增多，常伴大量扁平上皮细胞。

（3）肾移植后如发生排异反应，尿中可出现大量淋巴及单核细胞。

（4）肾盂肾炎活动期或慢性肾盂肾炎的急性发作期可见闪光细胞，膀胱炎、前列腺炎、阴道炎时也偶尔可见到。

（5）尿液白细胞中单核细胞数增多，可见于药物性急性间质性肾炎及新月形肾小球肾炎，急性肾小管坏死时单核细胞减少或消失。

（6）尿中出现大量嗜酸性粒细胞时称为嗜酸性粒细胞尿，见于某些急性间质性肾炎患者，药物所致变态反应，在尿道炎等泌尿系统其他部位的非特异性炎症时，也可出现嗜酸性粒细胞。

(三)混合细胞群

混合细胞群是一种泌尿系统上尿路感染后多种细胞黏附聚集成团的细胞群体,在上尿路感染过程中特殊条件下多种细胞的组合,多为淋巴细胞、浆细胞、移行上皮细胞及单核细胞紧密黏附聚集在一起,经姬瑞染色各类细胞形态完整。荧光染色各类细胞出现较强的橘黄色荧光,机械振荡不易解离,我们命名为混合细胞群(MCG)。这种混合细胞群多出现在上尿路感染的尿液中,尤其在慢性肾盂肾炎患者的尿中,阳性检出率达 99.8%。

(四)巨噬细胞

巨噬细胞比白细胞大,卵圆形、圆形或不规则形,有一个较大不明显的核,核常为卵圆形偏于一侧,胞质内有较多的颗粒和吞噬物,常有空泡。在泌尿道急性炎症时出现,如急性肾盂肾炎、膀胱炎、尿道炎等,并伴有脓细胞,其出现的多少,取决于炎症的程度。

(五)上皮细胞

由于新陈代谢或炎症等原因,泌尿生殖道的上皮细胞脱落后可混入尿中排出,从组织学上讲有来自肾小管的立方上皮,有来自肾、肾盂、输尿管、膀胱和部分尿道的移行上皮,也有来自尿道中段的假复层柱状上皮以及尿道口和阴道的复层鳞状上皮,其形态特点及组织来源如下。

1.小圆上皮细胞

来自肾小管立方上皮或移行上皮深层,在正常尿液中不出现,此类细胞形态特点如下:较白细胞略大,呈圆形或多边形,内含一个大而明显的核,核膜清楚,胞质中可见脂肪滴及小空泡。因来自肾小管,故亦称肾小管上皮细胞或肾细胞。肾小管上皮细胞,分曲管上皮与集合管上皮,二者在形态上有不同,曲管上皮为肾单位中代谢旺盛的细胞,肾小管损伤时,最早出现于尿液中,其特征为曲管上皮胞体(20～60 μm),含大量线粒体,呈现多数粗颗粒,结构疏松如网状,核偏心易识别。集合管上皮胞体小,8～12 μm,核致密呈团块,着色深,单个居中央,界膜清楚。浆内有细颗粒。这种细胞在尿液中出现,常表示肾小管有病变,急性肾小球肾炎时最多见。成堆出现,表示肾小管有坏死性病变。细胞内有时充满脂肪颗粒,此时称为脂肪颗粒细胞或称复粒细胞。当肾脏慢性充血、梗死或血红蛋白沉着时,肾小管细胞内含有棕色颗粒,亦即含铁血黄素颗粒也可称为复粒细胞,此种颗粒呈普鲁士蓝反应阳性。肾移植后 1 周内,尿中可发现较多的肾小管上皮细胞,随后可逐渐减少而恢复正常。当发生排异反应时,尿液中可再度出现成片的肾上皮细胞,并可见到上皮细胞管型。

2.变性肾上皮细胞

这类细胞常见在肾上皮细胞内充满粗颗粒或脂肪滴的圆形细胞,胞体较大,核清楚称脂肪颗粒变性细胞。苏丹Ⅲ染色后胞质中充满橙红色脂肪晶体和脂肪滴,姬瑞染色后胞质中充满不着色似空泡样脂肪滴。这种细胞多出现于肾病综合征、肾炎型肾病综合征及某些慢性肾脏疾病。

3.尿液肾小管上皮细胞计数

参考值:正常人尿液<0。肾小管轻度损伤曲管上皮细胞>10 个/10HP;肾小管中度损伤曲管上皮细胞>50 个/10HP;肾小管严重损伤曲管上皮细胞>100 个/10HP;肾小管急性坏死曲管上皮细胞>200 个/10HP。

临床意义:正常人尿液一般见不到肾上皮,肾小管上皮的脱落,其数量与肾小管的损伤程度有关。在感染、炎症、肿瘤、肾移植或药物中毒累及肾实质时,都会导致肾小管上皮细胞的脱落。

4.移行上皮细胞

正常时少见,来自肾盂、输尿管、近膀胱段及尿道等处的移行上皮组织脱落而来。此类细胞由于部位的不同和脱落时器官的缩张状态的差异,其大小和形态有很大的差别。

(1)表层移行上皮细胞:在器官充盈时脱落,胞体大,为正常白细胞 4～5 倍,多呈不规则的圆形,核较小常居中央,有人称此为大圆形上皮细胞。如在器官收缩时脱落,形成细胞体积较小,为正常白细胞的2～3倍,多呈圆形,自膀胱上皮表层及阴道上皮外底层皆为此类形态的细胞。这类细胞可偶见于正常尿液中,膀胱炎时可成片脱落。

(2)中层移行上皮细胞:体积大小不一,呈梨形、纺锤形,又称尾形上皮细胞,核稍大,呈圆形或椭圆形。多来自肾盂,也称肾盂上皮细胞,有时也可来自输尿管及膀胱颈部,此类细胞在正常尿液中不易见到,在肾盂、输尿管及膀胱颈部炎症时,可成片地脱落。

(3)底层移行上皮细胞:体积较小,反光性强,因与肾小管上皮细胞相似,有人称此细胞也为小圆上皮细胞,为输尿管、膀胱、尿道上皮深层的细胞。此细胞核较小,但整个胞体又较肾上皮细胞为大,以此加以区别。

5.复层鳞状上皮

复层鳞状上皮又称扁平上皮细胞,来自尿道口和阴道上皮表层,细胞扁平而大,似鱼鳞样,不规则,细胞核较小呈圆形或卵圆形。成年女性尿液中易见,少量出现无临床意义,尿道炎时可大量出现,常见片状脱落且伴有较多的白细胞。

6.多核巨细胞及人巨细胞病毒包涵体

多核巨细胞为 $20\sim25\ \mu m$,呈多角形、椭圆形,有数个椭圆形的核,可见嗜酸性包涵体。一般认为是由尿道而来的移形上皮细胞。多见于麻疹、水痘、腮腺炎、流行性出血热等病毒性感染者的尿中。巨细胞病毒是一种疱疹病毒,含双股DNA,可通过输血、器官移植等造成感染,婴儿可经胎盘、乳汁等感染,尿中可见含此病毒包涵体的上皮细胞。

二、尿管型检查

管型是蛋白质在肾小管、集合管中凝固而成的圆柱形蛋白聚体。原尿中少量的清蛋白和由肾小管分泌的 Tamm-Horsfall 黏蛋白(TH 黏蛋白)是构成管型的基质。1962 年 Mcqueen 用免疫方法证实透明管型是由 TH 黏蛋白和少量清蛋白为主的血浆蛋白沉淀而构成管型的基质。TH 黏蛋白是在肾单位髓襻的上行支及远端的肾小管所分泌,仅见于尿中。正常人分泌很少(每天 40 mg)。在病理情况下,因肾小球病变,血浆蛋白滤出增多或肾小管重吸收蛋白质的功能减退等原因,使肾小管内的蛋白质增高,肾小管有使尿液浓缩(水分吸收)酸化(酸性物增加)能力及软骨素硫酸酯的存在,蛋白质在肾小管腔内凝聚、沉淀,形成管型。

(一)透明管型

透明管型主要由 TH 蛋白构成,也有清蛋白及氯化钠参与。健康人参考值为 $0\sim1/HP$。为半透明、圆柱形、大小、长短很不一致,通常两端平行、钝圆、平直或略弯曲,甚至扭曲。在弱光下易见。正常人在剧烈运动后或老年人的尿液中可少量出现。发热、麻醉、心功能不全、肾受到刺激后尿中也可出现。一般无临床意义,如持续多量出现于尿液中,同时可见异常粗大的透明管型和红细胞及肾小管上皮细胞有剥落现象,说明肾有严重损害。见于急、慢性肾小球肾炎、肾病、肾盂肾炎、肾淤血、恶性高血压、肾动脉硬化等。此管型在碱性尿液中或稀释时,可溶解消失。

近年来有人将透明管型分单纯性和复合性两种,前者不含颗粒和细胞,后者可含少量颗粒和细胞(如红细胞、白细胞和肾上皮细胞)以及脂肪体等,但其量应低于管型总体的一半。复合性透明管型的临床意义较单纯性透明管型为大。透明红细胞管型是肾出血的主要标志,透明白细胞管型是肾炎症的重要标志,透明脂肪管型是肾病综合征的特有标志。

(二)颗粒管型

管型基质内含有颗粒,其量超过 1/3 面积时称为颗粒管型,是因肾实质性病变之变性细胞的分解产物或由血浆蛋白及其他物质直接聚集于 TH 蛋白管型基质中形成的。可分为粗颗粒管型和细颗粒管型两种。开始是多数颗粒大而粗,由于在肾停留时间较长,粗颗粒碎化为细颗粒。

1.粗颗粒管型

在管型基质中含有多数粗大而浓密的颗粒,外形较宽、易吸收色素呈淡黄褐色。近来也有人认为粗颗粒管型是由白细胞变性而成,因粗颗粒过氧化物酶染色一般为阳性;而细颗粒管型是由上皮细胞衍化而成,因粒细胞脂酶染色阳性而过氧化物酶染色一般为阴性。多见于慢性肾小球肾炎、肾病综合征、肾动脉硬化、药物中毒损伤肾小管及肾移植术发生急性排异反应时。

2.细颗粒管型

在管型基质内含有较多细小而稀疏的颗粒,多见于慢性肾小球肾炎、急性肾小球肾炎后期,偶尔也出现于剧烈运动后,发热及脱水正常人尿液中。如数量增多,提示肾实质损伤及肾单位内淤滞的可能。

(三)细胞管型

管型基质内含有多量细胞,其数量超过管型体积的 1/3 时,称细胞管型。这类管型的出现,常表示肾病变在急性期。

1.红细胞管型

管型基质内含有较多的红细胞,通常细胞多已残损,此种管型是由于肾小球或肾小管出血,或血液流入肾小管所致。常见于急性肾小球肾炎、慢性肾小球肾炎急性发作期、急性肾小管坏死、肾出血、肾移植后急性排异反应、肾梗死、肾静脉血栓形成等。

2.白细胞管型

管型基质内充满白细胞,由退化变性坏死的白细胞聚集而成,过氧化物酶染色呈阳性,此种管型表示肾中有中性粒细胞的渗出和间质性炎症。常见于急性肾盂肾炎、间质性肾炎、多发性动脉炎、红斑狼疮肾炎、急性肾小球肾炎、肾病综合征等。

3.肾上皮细胞管型

管型基质内含有多数肾小管上皮细胞。此细胞大小不一,并呈瓦片状排列。此种管型出现,多为肾小管病变,表示肾小管上皮细胞有脱落性病变。脂酶染色呈阳性,过氧化物酶染色呈阴性。常见于急性肾小管坏死、急性肾小球肾炎、间质性肾炎、肾病综合征、子痫、重金属、化学物质、药物中毒、肾移植后排异反应及肾淀粉样变性等。

4.混合细胞管型

管型基质内含有白细胞、红细胞、肾上皮细胞和颗粒等,称为混合型管型。此管型出现表示肾小球肾炎反复发作,出血和缺血性肾坏死,常见于肾小球肾炎、肾病综合征进行期、结节性动脉周围炎、狼疮性肾炎及恶性高血压,在肾移植后急性排异反应时,可见到肾小管上皮细胞与淋巴细胞的混合管型。

5.血小板管型

管型基质内含有血小板,称为血小板管型。由于在高倍镜下难以鉴别,需用4.4%清蛋白液洗渣,以4.0%甲醛液固定涂片后瑞-吉姆萨染色液染色。此管型是当弥散性血管内凝血(DIC)发生时,大量血小板在促使管型形成的因素下,组成血小板管型,随尿液排出。对确诊 DIC 有重要临床意义,尤其在早期更有价值。

(四)变形管型

包括脂肪管型、蜡样管型及血红蛋白管型。

1.脂肪管型

管型基质内含有多量脂肪滴称脂肪管型。脂肪滴大小不等,圆形、折光性强,可用脂肪染色鉴别。此脂肪滴为肾上皮细胞脂肪变性的产物。见于类脂性肾病、肾病综合征、慢性肾炎急性发作型、中毒性肾病等。常为病情严重的指征。

2.蜡样管型

蜡样管型常呈浅灰色或淡黄色,折光性强、质地厚、外形宽大,易断裂,边缘常有缺口,有时呈扭曲状。常与肾小管炎症有关,其形成与肾单位慢性损害、阻塞、长期少尿、无尿,透明管型、颗粒管型或细胞管型长期滞留于肾小管中演变而来,是细胞崩解的最后产物;也可由发生淀粉样变性的上皮细胞溶解后形成,见于慢性肾小球肾炎晚期、肾功能不全及肾淀粉样变性时;亦可在肾小管炎症和变性、肾移植慢性排异反应时见到。

3.血红蛋白管型

管型基质中含有破裂的红细胞及血红蛋白,多为褐色呈不整形,常见于急性出血性肾炎、血红蛋白尿、骨折及溶血反应引起的肝胆系统疾病等患者的尿液中,肾出血、肾移植术后产生排异反应时,罕见于血管内溶血患者。

(五)肾功能不全管型

该管型又称宽幅管型或肾衰竭管型。其宽度可为一般管型 2～6 倍,也有较长者,形似蜡样管型但较薄,是由损坏的肾小管上皮细胞碎屑在明显扩大的集合管内凝聚而成,或因尿液长期淤积使肾小管扩张,形成粗大管型,可见于肾功能不全患者尿中。急性肾功能不全者在多尿早期这类管型可大量出现,随着肾功能的改善而逐渐减少消失。在异型输血后由溶血反应导致急性肾衰竭时,尿中可见褐色宽大的血红蛋白管型。挤压伤或大面积烧伤后急性肾功能不全时,尿中可见带色素的肌红蛋白管型。在慢性肾功能不全,此管型出现时,提示预后不良。

(六)微生物管型

常见的包括细菌管型和真菌管型。

1.细菌管型

管型的透明基质中含大量细菌。在普通光镜下呈颗粒管形状,此管型出现提示肾有感染,多见于肾脓毒性疾病。

2.真菌管型

管型的透明基质中含大量真菌孢子及菌丝。需经染色后形态易辨认。此管型可见于累及肾的真菌感染,对早期诊断原发性及播散性真菌感染和抗真菌药物的药效监测有重要意义。

(七)结晶管型

管型透明基质中含尿酸盐或草酸盐等结晶,1930 年 Fuller Albright 首先描述甲状旁腺功能亢进患者的尿中可有结晶管型。常见于代谢性疾病、中毒或药物所致的肾小管内结晶沉淀伴急性肾衰竭,还可见于隐匿性肾小球肾炎、肾病综合征等。

(八)难以分类管型(不规则管型)

外形似长方形透明管型样物体,边缘呈锯齿样凸起,凸起间隔距离规律似木梳,极少数还可见到未衍变完全的细胞及上皮,免疫荧光染色后,形态清晰。多见于尿路感染或肾受到刺激时,有时也可在肾小球肾炎患者的尿液沉渣中发现。

(九)易被认为管型的物质

1.黏液丝

黏液丝形为长线条状,边缘不清,末端尖细卷曲。正常尿中可见,尤其妇女尿中可多量存在,如大量存在时表示尿道受刺激或有炎症反应。

2.类圆柱体

类圆柱体外形似透明管型,尾端尖细,有一条尖细螺旋状尾巴。可能是肾小管分泌的物体,其凝固性发生改变,而未能形成形态完整的管型。常和透明管型同时存在,多见于肾血液循环障碍或肾受到刺激时,偶见于急性肾炎患者尿中。

3.假管型

黏液状纤维状物黏附于非晶形尿酸盐或磷酸盐圆柱形物体上,形态似颗粒管型,但两端不圆、粗细不均、边缘不整齐,若加温或加酸可立即消失。

三、尿结晶检查

尿中出现结晶称晶体尿。尿液中是否析出结晶,取决于这些物质在尿液中的溶解度、浓度、pH、温度及胶体状况等因素。当种种促进与抑制结晶析出的因子和使尿液过饱和状态维持稳定动态平衡的因素失衡时,则可见结晶析出。尿结晶可分成代谢性的盐类结晶,多来自饮食,一般无临床意义。但要经常出现在尿液中伴有较多的新鲜红细胞,应考虑有结石的可能;另一种为病理性的结晶如亮氨酸、酪氨酸、胱氨酸、胆红素和药物结晶等,具有一定的临床意义。

(一)酸性尿液中结晶

1.尿酸结晶

尿酸为机体核蛋白中嘌呤代谢的终末产物,常以尿酸、尿酸钙、尿酸铵、尿酸钠的盐类形式随尿排出体外。其形态光镜下可见呈黄色或暗棕红色的菱形、三棱形、长方形、斜方形、蔷薇花瓣形的结晶体,可溶于氢氧化钠溶液。正常情况下如多食含高嘌呤的动物内脏可使尿中尿酸增加。在急性痛风症、小儿急性发热、慢性间质性肾炎、白血病时,因细胞核大量分解,也可排出大量尿酸盐。如伴有红细胞出现时,提示有膀胱或肾结石的可能,或肾小管对尿酸的重吸收发生障碍等。

2.草酸钙结晶

草酸是植物性食物中的有害成分,正常情况下与钙结合,形成草酸钙经尿液排出体外。其形态为哑铃形、无色方形、闪烁发光的八面体,有两条对角线互相交叉等。可溶于盐酸但不溶于乙酸内,属正常代谢成分,如草酸盐排出增多,患者有尿路刺激症状或有肾绞痛合并血尿,应考虑尿路结石症的可能性。

3.硫酸钙结晶

形状为无色针状或晶体状结晶,呈放射状排列,无临床意义。

4.马尿酸结晶

形状为无色针状、斜方柱状或三棱状,在尿沉渣中常有色泽。为人类和草食动物尿液中的正常成分,是由苯甲酸与甘氨酸结合而成,一般无临床意义。

5.亮氨酸和酪氨酸结晶

尿中出现亮氨酸和酪氨酸结晶为蛋白分解产物,亮氨酸结晶为淡黄色小球形油滴状,折光性强,并有辐射及同心纹,溶于乙酸不溶于盐酸。酪氨酸结晶为略带黑色的细针状结晶,常成束成团,可溶于氢氧化铵而不溶于乙酸。正常尿液中很少出现这两种结晶。可见于急性磷、氯仿、四氯化碳中毒、急性重型肝炎、肝硬化、糖尿病性昏迷、白血病或伤寒的尿液中。

6.胱氨酸结晶

形状无色六角形片状结晶,折光性很强,系蛋白质分解产物。可溶于盐酸不溶于乙酸,迅速溶解于氨水中。正常尿中少见,在先天性氨基酸代谢异常,如胱氨酸病时,可大量出现有形成结石的可能性。

7.胆红素结晶

形态为黄红色成束的小针状或小片状结晶,可溶于氢氧化钠溶液中,遇硝酸可显绿色,见于阻塞性黄疸、急性重型肝炎、肝硬化、肝癌、急性磷中毒等。有时在白细胞及上皮细胞内可见到此种结晶。

8.胆固醇结晶

形状为无色缺角的方形薄片状结晶,大小不一,单个或叠层,浮于尿液表面,可溶于乙醚、氯仿及酒精。见于乳糜尿内、肾淀粉样变、肾盂肾炎、膀胱炎、脓尿等。

(二)碱性尿液中结晶

1.磷酸盐类结晶

磷酸盐类一部分来自食物一部分来自含磷的有机化合物(磷蛋白类、核蛋白类),在组织分解时生成,属正常代谢产物。包括无定形磷酸盐、磷酸镁铵、磷酸钙等。其形状为无色透明闪光,呈屋顶形或棱柱形,有时呈羊齿草叶形,可溶于乙酸。如长期在尿液中见到大量磷酸钙结晶,则应与临床资料结合考虑甲状旁腺功能亢进、肾小管性酸中毒,或因长期卧床骨质脱钙等。如患者长期出现磷酸盐结晶,应考虑有磷酸盐结石的可能。有些草酸钙与磷酸钙的混合结石,与碱性尿易析出磷酸盐结晶及尿中黏蛋白变化因素有关。感染引起结石,尿中常出现磷酸镁铵结晶。

2.碳酸钙结晶

形态为无色哑铃状或小针状结晶,也可呈无晶形颗粒状沉淀。正常尿内少见,可溶于乙酸并产生气泡,无临床意义。

3.尿酸铵结晶

形状为黄褐色不透明,常呈刺球形或树根形,是尿酸和游离铵结合的产物,又称重尿酸铵结晶。见于腐败分解的尿中,无临床意义。若在新鲜尿液中出现此种结晶,表示膀胱有细菌感染。

4.尿酸钙结晶

形状为球形,周围附有突起或呈菱形。可溶于乙酸及盐酸,多见于新生儿尿液或碱性尿液中,无临床意义。

(三)药物结晶

随着化疗的发展,尿中可见药物结晶日益增多。

1.放射造影剂

使用放射造影剂患者如合并静脉损伤时,可在尿中发现束状、球状、多形性结晶。可溶于氢氧化钠,不溶于乙醚、氯仿。尿的比重可明显升高(>1.050)。

2.磺胺类药物结晶

磺胺类药物的溶解度小,在体内乙酰化率较高,服用后可在泌尿道内以结晶形式排出。如在新鲜尿内出现大量结晶体伴有红细胞时,有发生泌尿道结石和导致尿闭的可能。应即时停药予以积极处理。在出现结晶体的同时除伴有红细胞外可见到管型,表示有肾损害,应立即停药,大量饮水,服用碱性药物使尿液碱化。现仅将 2000 年中国药典记载的允许使用的几种磺胺药物的结晶形态介绍如下。

(1)磺胺嘧啶(SD):其结晶形状为棕黄不对称的麦秆束状或球状,内部结构呈紧密的辐射状,可溶于丙酮。

(2)磺胺甲基异噁唑:结晶形状为无色透明、长方形的六面体结晶,似厚玻璃块,边缘有折光阴影,散在或集束成"+""X"形排列,可溶于丙酮。

(3)磺胺多辛:因在体内乙酰化率较低,不易在酸性尿中析出结晶。

3.解热镇痛药

退热药如阿司匹林、磺基水杨酸也可在尿中出现双折射性斜方形或放射状结晶。由于新药日益增多,也有一些可能在尿中出现结晶如诺氟沙星等,应识别其性质及来源。

四、其他有机沉淀物

(一)寄生虫

尿液检查可发现丝虫微丝蚴、血吸虫卵、刚地弓形虫滋养体、溶组织阿米巴滋养体、并殖吸虫幼虫、蛔虫(成虫、幼虫)、棘颚口线虫幼虫、蛲虫(成虫、幼虫)、肾膨结线虫(卵、成虫)、裂头蚴、棘头蚴、某蝇类幼虫及螨。常在妇女尿中见到阴道毛滴虫,有时男性尿中也可见到。

(二)细菌

在新鲜尿液中发现多量细菌,表示泌尿道有感染。在陈旧性尿液中出现细菌或真菌时应考虑容器不洁及尿排出时间过久又未加防腐剂,致细菌大量繁殖所致,无临床意义。

(三)脂肪细胞

尿液中混有脂肪小滴时称为脂肪尿,脂肪小滴在显微镜下可见大小不一圆形小油滴,用苏丹Ⅲ染成橙红色者为脂肪细胞。用瑞吉染色脂肪不着色呈空泡样。脂肪细胞出现常见于糖尿病高脂血症、类脂性肾病综合征、脂蛋白肾病、肾盂肾炎、腹内结核、肿瘤、棘球蚴病、疟疾、长骨骨折骨髓脂肪栓塞及先天性淋巴管畸形等。

五、尿液沉渣计数

尿液沉渣计数是尿液中有机有形沉淀物计数,计算在一定时间内尿液各种有机有形成分的数量,借以了解肾损伤情况。正常人尿液也含有少数的透明管型、红细胞及白细胞等有形成分。在肾疾病时,其数量可有不同程度的增加,增加的幅度与肾损伤程度相关,因此,通过定量计数尿中的有机有形成分,为肾疾病的诊断提供依据。

(一)12 小时尿沉渣计数(Addis 计数)

Addis 计数是测定夜间 12 小时浓缩尿液中的红细胞、白细胞及管型的数量。为防止沉淀物的变性需加入一定量防腐剂,患者在晚 8 时,排尿弃去,取以后 12 小时内全部尿液,特别是至次晨8时,必须将尿液全部排空。

1.参考值

红细胞:<500 000/12 小时;白细胞及肾上皮细胞:<1 000 000/12 小时;透明管型:<5 000/12 小时。

2.临床意义

(1)肾炎患者可轻度增加或显著增加。

(2)肾盂肾炎患者尿液中的白细胞显著增高,尿路感染和前列腺炎等患者的尿中白细胞也明显增高。

(二)1小时细胞排泄率检查

准确留取3小时全部尿液,将沉渣中红细胞、白细胞分别计数,再换算成1小时的排泄率。检查时患者可照常生活,不限制饮食,但不给利尿药及过量饮水。

1.参考值

男性:红细胞＜30 000/h;白细胞＜70 000/h。女性:红细胞＜40 000/h;白细胞＜140 000/h。

2.临床意义

(1)肾炎患者红细胞排泄率明显增高。

(2)肾盂肾炎患者白细胞排泄率增高,可达40万/小时。

第六章

粪便检验

第一节　粪便的理学检验

一、量

正常成人大多每天排便一次，其量为 100～300 g，随食物种类、食量及消化器官的功能状态而异。摄取细粮及肉食为主者，粪便细腻而量少；进食粗粮特别是多量蔬菜后，因纤维素多致粪便量增加。当胃、肠、胰腺有炎症或功能紊乱时，因炎性渗出，肠蠕动亢进，消化吸收不良，可使粪便量增加。

二、外观

粪便的外观包括颜色与性状。正常成人的粪便为黄褐色成形便，质软；婴儿粪便可呈黄色或金黄色糊状。久置后，粪便的胆色素被氧化可致颜色加深。病理情况下可见如下改变。

(一)黏液便

正常粪便中的少量黏液，因与粪便均匀混合不易察觉，若有肉眼可见的黏液，说明其量增多。小肠炎时增多的黏液均匀地混于粪便之中；如为大肠炎，由于粪便已逐渐成形，黏液不易与粪便混合；来自直肠的黏液则附着于粪便的表面。单纯黏液便黏液无透明、稍黏稠，脓性黏液则呈黄白色不透明，见于各类肠炎、细菌性痢疾、阿米巴痢疾、急性血吸虫病。

(二)溏便

便呈粥状且内容粗糙，见于消化不良、慢性胃炎、胃窦潴留。

(三)胨状便

肠易激综合征患者常于腹部绞痛后排出黏胨状、膜状或纽带状物,某些慢性菌痢疾病者也可排出类似的粪便。

(四)脓性及脓血便

说明肠道下段有病变。常见于痢疾、溃疡性结肠炎、局限性肠炎、结肠或直肠癌。脓或血多少取决于炎症的类型及其程度,在阿米巴痢疾以血为主,血中带脓,呈暗红色稀果酱样,此时要注意与食入大量咖啡,巧克力后的酱色粪便相鉴别。细菌性痢疾则以黏液及脓为主,脓中带血。

(五)鲜血便

直肠息肉、结肠癌、肛裂及痔疮等均都可见鲜红色血便。痔疮时常在排便之后有鲜血滴落,而其他疾病多见鲜血附着于粪便的表面。过多地食用西瓜、番茄、红辣椒等红色食品,粪便亦可呈鲜血色,但很易与以上鲜血便鉴别。

(六)柏油样黑便

上消化道出血时,红细胞被胃肠液消化破坏,释放血红蛋白并进一步降解为血红素、卟啉和铁等产物,在肠道细菌的作用下铁与肠内产生的硫化物结合成硫化铁,并刺激小肠分泌过多的黏液。上消化道出血为 $50 \sim 75$ mL 时,可出现柏油样便,粪便呈褐色或黑色,质软,富有光泽,宛如柏油。如见柏油样便,且持续 $2 \sim 3$ 天,说明出血量至少为 500 mL。当上消化道持续大出血时,排便次数可增多,而且稀薄,因而血量多,血红素不能完全与硫化物结合,加之血液在肠腔内推进快,粪便可由柏油样转为暗红色。服用活性炭、铁剂等之后也可排黑色便。但无光泽且隐血试验阴性。

(七)稀糊状或稀汁样便

稀糊状或稀汁样便常因肠蠕动亢进或分泌物增多所致,见于各种感染或非感染性腹泻,尤其是急性胃肠炎。小儿肠炎时肠蠕动加速,粪便很快通过肠道,以致胆绿素来不及转变为粪便胆素而呈绿色稀糊样便。遇大量黄绿色的稀汁样便并含有膜状物时应考虑到伪膜性肠炎;艾滋病伴发肠道隐孢子虫感染时也可排出大量稀汁样便。副溶血性弧菌食物中毒可排洗肉水样便,出血性小肠炎可见红豆汤样便。

(八)米泔样便

米泔样便呈淘米水样,内含黏液片块,量大,见于重症霍乱、副霍乱患者。

(九)白陶土样便

由于各种原因引起的胆管梗阻,进入肠内的胆汁减少或缺失,以致无粪便胆素产生,使粪便呈灰白色,主要见于梗阻性黄疸。钡餐造影术后可因排出钡剂使粪便呈黄白色。

(十)干结便

常由于习惯性便秘,粪便在结肠内停留过久,水分过度吸收而排出羊粪便样的硬球或粪便球积成的硬条状粪便。于老年排便无力时多见。

(十一)细条状便

排便形状改变,排出细条或扁片状粪便,说明直肠狭窄,常提示有直肠肿物存在。

(十二)乳凝块

婴儿粪便中见有黄白色乳凝块,亦可能见蛋花样便,提示脂肪或酪蛋白消化不完全,常见于消化不良、婴儿腹泻。

三、气味

正常粪便有臭味,主要因细菌作用的产物如吲哚、粪臭素、硫醇、硫化氢等引起的。

肉食者臭味重,素食者臭味轻,粪便恶臭且呈碱性反应时,乃因未消化的蛋白质发生腐败所致;患者患慢性肠炎、胰腺疾病、消化道大出血,结肠或直肠癌溃烂时,粪便亦有腐败恶臭味。阿米巴性肠炎粪便呈鱼腥臭味,如脂肪及糖类消化或吸收不良时,由于脂肪酸分解及糖的发酵而使粪便呈酸臭味。

四、酸碱反应

正常人的粪便为中性、弱酸性或弱碱性。食肉多者呈碱性,高度腐败时为强碱性,食糖类及脂肪多时呈酸性,异常发酵时为强酸性。细菌性痢疾、血吸虫病粪便常呈碱性;阿米巴痢疾粪便常呈酸性。

五、病毒

目前研究最多的是轮状病毒和甲型肝炎病毒的检验。有研究报告指出轮状病毒是我国婴幼儿秋冬季节流行性腹泻的主要致病病原,由于这种腹泻没有特征性的病变指标,从大便中检出轮状病毒就是重要的诊断依据。而粪便中甲肝病毒的检出则是该患者具有传染性的可靠依据。由于病毒体积微小、生命形式不完善,这使得普通显微镜和无生命培养基在病毒检验中无用武之地。可用的检验方法有血清学方法、电镜观察与分离培养(用动物接种、组织培养、细胞培养等)等。临床上往往采用免疫学方法进行快速诊断,且准确性和灵敏度都较高。电子显微镜或分离培养的方法比较费时、费事,往往在研究中采用。

六、寄生虫

在目视检查和显微镜检查中,已经有大部分寄生虫感染能被检出。蛔虫、蛲虫、带绦虫等较大虫体或其片段肉眼即可分辨,钩虫虫体须将粪便冲洗过方可看到。但是,由于虫卵和虫体在粪便中的分布高度不均一,使得目视检查和普通的涂片镜检结果重复性很差。在高度怀疑寄生虫感染的病例,应采用集卵法以及虫卵孵化实验等以提高检出率和重复性。服驱虫剂后应查找有无虫体,驱绦虫后应仔细寻找其头节。

七、结石

粪便中可见到胆石、胰石、粪石等,最重要且最多见的是胆石。常见于应用排石药物或碎石术之后,较大者肉眼可见到,较小者需用铜筛淘洗粪便后仔细查找才能见到。

第二节 粪便的化学检验

一、隐血试验

隐血是指消化道出血量很少,肉眼不见血色,而且少量红细胞又被消化分解致显微镜下也无从发现的出血状况而言。隐血试验对胃癌和大肠癌等消化道肿瘤持续的消化道出血可能是其早期出现的唯一特征,且大便隐血检查属无创检查,试验方便、费用低廉,适合进行长期观察,因而大便隐血试验目前仍旧是能使消化道疾病被早期发现的试验。

(一)方法学评价

隐血试验(occult blood test,OBT)目前主要采用化学法。如邻联甲苯胺法、还原酚酞法、联苯胺法、氨基比林法、无色孔雀绿法、愈创木酯法等。其实验设计原理基于血红蛋白中的含铁血红素部分有催化过氧化物分解的作用,能催化试剂中的过氧化氢,分解释放新生态氧,氧化上述色原物质而呈色。呈色的深浅反映了血红蛋白多少,亦即出血量的大小。经上试验方法虽然原理相同,但在实际应用中却由于粪便的成分差别很大,各实验室具体操作细节如粪便取材多少、试剂配方、观察时间等不同,而使结果存在较大差异。多数文献应用稀释度的血红蛋白液对这些方法灵敏度的研究表明,邻联甲苯胺法、还原酚酞法最灵敏,可检测 0.2~1.0 mg/L 的血红蛋白,只要消化道有 1~5 mL 的出血就可检出。还原酚酞法由于试剂极不稳定,放置可自发氧化变红而被摒弃。高度灵敏的邻联甲苯胺法常容易出现假阳性结果,中度灵敏的试验包括联苯胺法、无色孔雀绿法,可检出 1~5 mg/L 的血红蛋白,消化道有 5~10 mL 出血即为阳性。联苯胺法由于有致癌作用而无色孔雀绿法在未加入异喹啉时灵敏度差,需 20 mg/L 血红蛋白,试剂配制和来源均不如拉米洞方法方便。愈创木酯法灵敏度差,需 6~10 mL/L 血红蛋白才能检出,此时消化道出血可达 20 mL 但假阳性很少,如此法为阳性,基本可确诊消化道出血。目前国内外生产应用四甲基联苯胺和愈创木酯为显色基质的隐血试带,使隐血试验更为方便。

以上各种隐血试验化学法虽简单易行,但均基于血红蛋白中的血红素可促使双氧水分解释放新生态氧,使色原物质氧化这一原理,方法上缺乏特异准确性。此外,化学试剂不稳定,久置后可使反应减弱。外源性动物仪器如含有血红蛋白、肌红蛋白,其血红素的作用均可使试验呈阳性,大量生食蔬菜中含有活性的植物过氧化物酶也可催化双氧水分解,出现假阳性反应,所以除愈创木酯法外均要求素食 3 天,为此有人提出将粪便用水做 1:3 稀释加热煮沸再加冰乙酸和乙醚提取血红蛋白测定可排除干扰。此法虽然可靠,但不适用于常规工作。另外,血液如在肠道停留过久,血红蛋白被细菌降解,血红素不复存在,则会出现与病情不符的阴性结果,患者服用大量维生素 C 或其他具有还原作用的药物,在实验中可使过氧化物还原,不能再氧化色原物质,亦可使隐血试验呈假阴性。除上述干扰隐血试验外亦可由于检验人员取材部位不同,标本反应时间不同,检验员对显色判断不同,故在不同方法的试验中,还可产生误差等,致使目前国内外尚无统一公认的推荐的方法,更谈不到实验的标准化。

为解决传统隐血试验的特异性问题及鉴别消化道出血部位,人们探索了一些新的隐血试验方法,如同位素铬(^{51}Cr)法等同位素法和各种免疫学方法。

1.同位素方法

(1)铬(^{51}Cr)法测定大便隐血量。①原理:^{51}Cr-红细胞经静脉注射后,正常不进入消化道,消化道出血时则进入并不被吸收,随大便排出;将大便中的放射性与每毫升血液中放射性比较计算可求出胃肠道出血量。②方法:静脉注射^{51}Cr-RBC 7.4 MBq后,收集72小时大便,称重测放射性,并在开始时和收集大便结束时抽静脉血测每毫升放射性计数。按公式计算结果:72小时出血量(mL)＝大便总放射性/每毫升血放射性。

(2)锝标记红细胞法定位诊断胃肠道出血。①原理:当胃肠道出血时,锝标记红细胞或胶体随血液进入胃肠道;②方法:静脉注射显像剂后以2~5分钟一帧的速度连续显像0.5~1.0小时,必要时延迟显像;③临床应用:适应于活动性胃肠道出血的诊断和大致定位。急性活动出血用锝标胶体显像,间歇出血者用锝标RBC显像。诊断准确率在80%左右,能够探测出血率高于每分钟0.1 mL的消化道出血。

尽管同位素方法的灵敏度和特异性无可非议,甚至还可以对出血点进行准确定位,但临床很难接受将一种应用放射性同位素的、操作复杂的、需要特殊仪器的方法普遍用来进行一个没有特异性的指标的检验。

2.免疫学方法

免疫学方法以其特异性和灵敏度而广受临床检验的欢迎,如免疫单扩法、免疫电泳、酶联免疫吸附试验、免疫斑点法、胶乳免疫化学凝聚法,放射免疫扩散法、反向间接血凝法、胶体金标记夹心免疫检验法等。此类试验所用抗体分为两大类,一种为抗人血红蛋白抗体,另一种为抗人红细胞基质抗体。免疫学方法具有很好的灵敏度,一般血红蛋白为0.2 mg/L、0.03 mg/g粪便就可得到阳性结果,且有很高的特异性,各种动物血血红蛋白在500 mg/L辣根过氧化物酶在2 000 mg/L时不会出现干扰,因而不需控制饮食。据赫索格和卡梅隆等研究,正常人24小时胃肠道生理性失血量为0.6 mL,若每天多于2 mL,则属于病理性出血。由于免疫学方法的高度敏感性,又由于有正常的生理性失血,如此高的灵敏度,要在某些正常人特别是服用刺激肠道药物后可造成假阳性。但免疫学法隐血试验主要检测下消化道的优点,目前被认为是对大肠癌普查最适用的试验。免疫学法隐血试验主要检测下消化道出血,有40%~50%的上消化道出血不能检出。原因:①血红蛋白或红细胞经过消化酶降解或消化殆尽已不具有原来免疫原性;②过量大出血而致反应体系中抗原过剩出现前带现象;③患者血红蛋白的抗原与单克隆抗体不配。因此,有时外观为柏油样便而免疫法检查却呈阴性或弱阳性,此需将原已稀释的粪便再稀释50~100倍重做或用化学法复检。近年来某些实验室还采用卟啉荧光法血红蛋白定量试验,用紫草酸试剂使血红素变为卟啉进行荧光检测,这样除可测粪便未降解的血红蛋白外,还可测血红素衍化物卟啉,从而克服了化学法和免疫法受血红蛋白降解影响缺点,可对上、下消化道出血同样敏感,但外源性血红素、卟啉类物质具有干扰性,且方法较复杂,故不易推广使用。此外,免疫学的方法也从检测血红蛋白与人红细胞基质扩展到测定粪便中其他随出血而出现的带有良好的抗原性而又不易迅速降解的蛋白质,如清蛋白、转铁蛋白等,灵敏度达 2 mg/L。

为了使免疫学方法在检测粪便潜血时尽可能简便,以适应大规模大肠癌普查的需要和临床快速报告的要求,有的公司已经推出单克隆抗体一步法试验,如美国万华普曼生物工程有限公司。他们所采用的粪便潜血免疫一步法是一种快速简便、无嗅无味的三明治夹心免疫检验法。具有特异性强、高灵敏度(0.03 mgHb/g 粪)、检验快速(1～5 分钟)、操作简单(一步检验)、试剂易保存(室温)和结果简单易读的优点,在诊断和治疗引起肠胃道出血的疾病有重要意义。特别是消化道癌肿患者 87% 大便隐血为阳性。

3.其他方法

近年来某些实验室还采用卟啉荧光法血红蛋白定量试验,用紫草酸试剂使血红素变为卟啉进行荧光检测,这样除可测粪便未降解的血红蛋白外,可对上、下消化道出血同样敏感,但外源性血红素、卟啉类物质具有干扰性,且方法较复杂,故不易推广使用。

(二)临床意义

粪便隐血检查对消化道出血的诊断有重要价值。消化性溃疡、药物致胃黏膜损伤(如服用吲哚美辛、糖皮质激素等)、肠结核、克罗恩病、溃疡性结肠炎、结肠息肉、钩虫病及胃癌、结肠癌等消化肿瘤时,粪便隐血试验均常为阳性,故须结合临床其他资料进行鉴别诊断。在消化性溃疡时,阳性率为 40%～70%,呈间断性阳性。消化性溃疡治疗后当粪便外观正常时,隐血试验阳性仍可持续 5～7 天,此后如出血完全停止,隐血试验即可转阴。消化道癌症时,阳性率可达 95%,呈持续性阳性,故粪便隐血试验常作为消化道恶性肿瘤诊断的一个筛选指标。尤其对中老年人早期发现消化道恶性肿瘤有重要价值。此外,在流行性出血热患者的粪便中隐血试验也有 84% 的阳性率,可作为该病的重要佐证。

二、粪胆色素检查

正常粪便中无胆红素而有粪胆原及粪胆素。粪胆色素检查包括胆红素、粪胆原、粪胆素检查。

(一)粪胆红素检查

婴儿因正常肠道菌群尚未建立或成人因腹泻致肠蠕动加速,使胆红素来不及被肠道菌还原时,粪便可呈金黄色或深黄色,胆红素定性试验为阳性,如部分被氧化成胆绿素。为快速检测粪便中的胆红素可用 Harrison 法,如呈绿蓝色为阳性。

(二)粪胆原定性或定量

粪便中的粪胆原在溶血性黄疸时,由于大量胆红素排入肠道被细菌还原而明显增加;梗阻性黄疸时由于排向肠道的胆汁少而粪便胆原明显减少;肝细胞性黄疸时粪胆原则可增加也可减少,视肝内梗阻情况而定。粪便胆原定性或定量对于黄疸类型的鉴别具有一定价值。无论定性或定量均采用 Ehrlich 方法,生成红色化合物,正常人每 100 g 粪便中胆原量为 75~350 mg。低于或高于参考值可助诊为梗阻性或溶血性黄疸。

(三)粪胆素检查

粪便胆素是由粪便胆原在肠道中停留被进一步氧化而成,粪便由于粪胆素的存在而呈棕黄色,当胆管结石、肿瘤而致完全阻塞时,粪便中因无胆色素而呈白陶土色。可用氯化汞试剂联合检测胆红素及粪便胆素,如粪便悬液呈砖红色表示粪胆素阳性,如显绿色则表示有胆红素被氧化为胆绿素,如不变色,表示无胆汁入肠道。

三、消化吸收功能试验

消化吸收功能试验是一组用以检查消化道功能状态的试验。近年来由于采用了各种放射性核素技术而取得了很大进展,这组试验包括脂肪消化吸收试验,蛋白质消化吸收试验和糖类消化吸收试验等,但操作技术复杂,不便常规使用。因此更要强调在粪便一般镜检中观察脂肪小滴,以此作为胰腺功能不全的一种筛选指标。

此外,还可做脂肪定量测定,即在普通膳食情况下,每人每 24 小时粪便中的总脂肪为 2~5 g(以测定的总脂肪酸计量)或为干粪便的 7.3%~27.6%。粪便脂质主要来源是食物,小部分系来源于胃肠道分泌、细胞脱落和细菌的代谢的产物。在疾病情况下,由于脂肪的消化或吸收能力减退,粪便中的总脂量可以大为增加,若 24 小时粪便中总脂量超过 6 g 时,称为脂肪泻。慢性胰腺炎、胰腺癌、胰腺纤维囊性变等胰腺疾病,梗阻性黄疸,胆汁分泌不足的肝胆疾病,小肠病变如肠性脂质营养不良病,蛋白丧失性肠病时均可引起脂肪泻。

脂肪定量可协助诊断以上疾病。常用的方法有称量法和滴定法。称量法是将粪便标本经盐酸处理后,使结合脂肪酸变为游离的脂肪酸,再用乙醚萃取中性脂肪及游离脂肪酸,经蒸发除去乙醚后在分析天平上精确称其重量。滴定法原理是将粪便中脂肪与氢氧化钾溶液一起煮沸皂化,冷却后加入过量的盐酸使脂皂变为脂酸,再以石英钟油醚提取脂酸,取一份提取液蒸干,其残渣以中性乙醇溶解,以氢氧化钠滴定,计算总脂肪酸含量。

利用脂肪定量也可计算脂肪吸收率,以估计消化吸收功能。具体做法是在测定前2~3天给予脂肪含量为100 g的标准膳食,自测定日起,仍继续给予标准膳食连续3天,每天收集24小时晨粪便做总脂测定。

脂肪吸收率(%)=(膳食总脂量-粪便总脂量)/膳食总脂量×100%。

正常人每天摄入脂肪100 g,其吸收率在95%以上,脂肪泻量明显减低。

目前检测有无胰蛋白缺乏的试验有X线胶消化法。由于该法准确度和精密性都很差,而很少应用。

第三节　粪便的显微镜检验

粪便直接涂片显微镜检查是临床常规检验项目。可以从中发现病理成分,如各种细胞、寄生虫卵、真菌、细菌、原虫等,并可通过观察各种食物残渣以了解消化吸收功能。为此,必须熟悉这些成分的形态。

一般采用生理盐水涂片法,以竹签取含黏液脓血的部分,若为成形便则取自粪便表面,混悬于载有一滴生理盐水的载玻片上,涂成薄片,厚度以能透视纸上字迹为度,加盖玻片,先用低倍镜观察全片有无虫卵、原虫疱囊、寄生虫幼虫及血细胞等,再用高倍镜详细检查病理成分的形态及结构。

一、细胞

(一)白细胞

正常粪便中不见或偶见,多在带黏液的标本中见到,主要是中性分叶核粒细胞。肠炎一般少于15/HP,分散存在。具体数量多少与炎症轻重及部位有关。小肠炎症时白细胞数量不多,均匀混于粪便内,且因细胞部分被消化而不易辨认。结肠炎症如细菌性痢疾时,可见大量白细胞或成堆出现的脓细胞,亦可见到吞有异物的吞噬细胞。在肠易激综合征、肠道寄生虫病(尤其是钩虫病及阿米巴痢疾)时,粪便涂片还可见较多的嗜酸性粒细胞,可伴有夏科-莱登结晶。

(二)红细胞

正常粪便中无红细胞。肠道下段炎症或出血量可出现,如果痢疾、溃疡性结肠炎、结肠癌、直肠息肉、急性吸虫病等。粪便中新鲜红细胞为草黄色、稍有折光性的圆盘状。细菌性痢疾红细胞少于白细胞,多分散存在且形态正常;阿米巴痢疾者红细胞多于白细胞,多成堆存在并有残碎现象。

(三)巨噬细胞(大吞噬细胞)

巨噬细胞为一种吞噬较大异物的单核细胞,在细菌性痢疾和直肠炎症时均可见到。其胞体较中性粒细胞为大,或为其 3 倍或更大,呈圆形、卵圆形或不规则形,胞核为 1~2 个,大小不等,常偏于一侧。无伪足伸出者,内外质界限不清。常含有吞噬的颗粒及细胞碎屑,有时可见含有红细胞、白细胞、细菌等,此类细胞多有不同程度的退化变性现象。若其胞质有缓慢伸缩时,应特别注意与溶组织内阿米巴滋养体区别。

(四)肠黏膜上皮细胞

整个小肠、大肠黏膜的上皮细胞均为柱状上皮,只有直肠齿状线处由复层立方上皮未角化的复层鳞状上皮所被覆。生理情况下,少量脱落的柱状上皮多已被破坏,故正常粪便中见不到。结肠炎症时上皮细胞增多,呈卵圆形或短柱形状,两端钝圆,细胞较厚,结构模糊,夹杂于白细胞之间,伪膜性肠炎的肠黏膜小块中可见到成片存在的上皮细胞,其黏液脓状分泌物中亦可大量存在。

(五)肿瘤细胞

取乙状结肠癌、直肠癌患者的血性粪便及时涂片染色,可能见到成堆的具异形性的癌细胞。

在进行细胞镜检时,至少要观察 10 个高倍镜视野,然后就所见对各类细胞的多少给予描述,报告方式见表 6-1。

二、食物残渣

正常粪便中的食物残渣均系已充分消化后的无定形细小颗粒,可偶见淀粉颗粒和脂肪小滴等未经充分消化的食物残渣,常见有以下几种。

表 6-1　粪便涂片镜检时细胞成分的报告方式

10 个高倍视野(HP)中某种细胞所见情况	报告方式(某种细胞数/HP)
10 个高倍视野中只看到 1 个	偶见
10 个高倍视野中有时不见,最多在一个视野见到 2～3 个	0～3
10 个高倍视野中每视野最少见 5 个,多则 10 个	5～10
10 个高倍视野中每视野都在 10 个以上	多数
10 个高倍视野中细胞均匀分布满视野,难以计数	满视野

(一)淀粉颗粒

一般为具有同心性纹或不规则放射线纹的大小不等的圆形、椭圆形或棱角状颗粒,无色,具有一定折光性。滴加碘液后呈黑蓝色,若部分水解为糊精者则呈棕红色,腹泻者的粪便中常易见到,在慢性胰腺炎、胰腺功能不全、碳水化合物消化不良时可在粪便中大量出现,并常伴有较多的脂肪小滴和肌肉纤维。

(二)脂肪

粪便中的脂肪有中性脂肪、游离脂肪酸和结合脂肪酸三种形式,中性脂肪亦即脂肪小滴,呈大小不一、圆形折光强的小球状。用苏丹Ⅲ染色后呈朱红色或橘色。大量存在时,提示胰腺功能不全,因缺乏脂肪酶而使脂肪水解不全所致见于急、慢性胰腺炎,胰头癌,吸收不良综合征,小儿腹泻等。游离脂肪酸为片状、针束状结晶,加热溶化,片状者苏丹Ⅲ染为橘黄色,而针状者染色,其增多表示脂肪吸收障碍,可见于阻塞性黄疸,肠道中缺乏胆汁时,结合脂肪酸是脂肪酸与钙、镁等结合形成不溶性物质,呈黄色不规则块状或片状,加热不溶解,不被苏丹Ⅲ染色。

正常人食物中的脂肪经胰脂肪酶消化分解后大多被吸收,粪便中很少见到。如镜检脂肪小滴>6 个/高倍视野,视为脂肪排泄增多,如大量出现称为脂肪泻,常见于腹泻患者。此外,食物中脂肪过多,胆汁分泌失调,胰腺功能障碍也可见到,尤其在慢性胰腺炎患者排出有特征性的粪便:量多,呈泡沫状,灰白色有恶臭,镜检有较多的脂肪小滴。

(三)肌纤维

日常食用的肉类主要是动物的横纹肌,经蛋白酶消化分解后多消失。大量肉食后可见到少量肌纤维,但在一张盖片范围内(18 mm×18 mm)不应超过10 个,为淡黄色条状、片状、带纤维的横纹,如加入伊红可染红色。在肠蠕动亢进、腹泻或蛋白质消化不良时可增多,当胰腺外分泌功能减退时,不但肌肉纤维增多,且其纵横纹均易见,甚至可见到细胞核,这是胰腺功能严重不全的佐证。

(四)胶原纤维和弹性纤维

胶原纤维和弹性纤维为无色或微黄色束状边缘不清晰的线条状物,正常粪便中很少见到。有胃部疾病而缺乏胃蛋白酶时可较多出现。加入30%醋酸后,胶原纤维膨胀呈胶状而弹性纤维的丝状形态更为清晰。

(五)植物细胞及植物纤维

正常粪便中仅可见少量的形态多样化。植物细胞可呈圆形、长圆形、多角形、花边形等,无色或淡黄色、双层细胞壁,细胞内有多数叶绿体,须注意与虫卵鉴别。植物纤维为螺旋形或网格状结构。植物毛为细长、有强折光、一端呈尖形的管状物,中心有贯通两端的管腔。肠蠕动亢进、腹泻时此类成分增多,严重者肉眼即可观察到粪便中的若干植物纤维成分。

三、结晶

在正常粪便中,可见到少量磷酸盐、牙齿酸钙、碳酸钙结晶,均无病理意义。夏科-莱登结晶为无色透明的菱形结晶。两端尖长,大小不等,折光性强,常在阿米巴痢疾、钩虫病及过敏性肠炎粪便中出现,同时可见到嗜酸性粒细胞。血晶为棕黄色斜方形结晶,见于胃肠道出血后的粪便内。不溶于氢氧化钾溶液,遇硝酸呈蓝色。

四、细菌

(一)正常菌群与菌群失调

正常菌群与菌群失调粪便中细菌极多,占干重1/3,多属正常菌群。在健康婴儿粪便中主要有双歧杆菌、拟杆菌、肠杆菌、肠球菌、少量芽孢菌(如梭状菌属)、葡萄球菌等。成人粪便中以大肠埃希菌、厌氧菌和肠球菌为主要菌群,约占80%;产气杆菌、变形杆菌、铜绿假单胞菌等多为过路菌,不超过10%。此外,尚可有少量芽孢菌和酵母菌。正常人粪便中菌量和菌谱处于相对稳定状态,保持着细菌与宿主间的生态平衡。若正常菌群突然消化或比例失调,临床上称为肠道菌群失调症。其确证方法需通过培养及有关细菌学鉴定。但亦可作粪便涂片,行革兰染色后油浸镜观察以初步判断。正常粪便中球菌和杆菌的比例大致为1∶10。长期使用广谱抗生素、免疫抑制剂及慢性消耗性疾病患者,粪便中球/杆菌比值变大,若比值显著增大,革兰阴性杆菌严重减少,甚至消失,而葡萄球菌或真菌等明显增多,常提示有肠道菌群紊乱或发生二重感染,此种类型菌群失调症称伪膜性肠炎,此时粪便多呈稀汁样,量很大,涂片革兰染色常见培养证明为金黄色溶血性葡萄球菌,其次为假丝酵母菌。由厌氧性难辨梭状芽孢杆菌引起的伪膜性肠炎近年来日渐增多,应予以重视。

(二)霍乱弧菌初筛

霍乱在我国《急性传染病管理条例》中列为甲类,其发病急、病程进展快,因此要求快速、准确报告。霍乱弧菌肠毒素具有极强的致病力,作用于小肠黏膜引起的肠液大量分泌,导致严重水、电解质平衡紊乱而死亡。用粪便悬滴检查和涂片染色有助于初筛此菌。取米泔样粪便生理盐水悬滴检查可见呈鱼群穿梭样运动活泼的弧菌,改用霍乱弧菌抗血清悬滴检查,即做制动试验时呈阳性反应弧菌不再运动。粪便黏液部分涂片革兰染色及稀释苯酚品红染色后,油浸镜观察若见到革兰阴性红色鱼群样排列,呈现逗点状或香蕉样形态的弧菌,则需及时报告和进行培养与鉴定。

(三)其他致病菌分离培养

目前已认识到的能从粪便中发现的病原微生物达数十种之多,如沙门氏菌属、志贺氏菌属、酵母菌以及致病性大肠埃希菌和绿脓杆菌等。要从大便标本的大量菌群中分离这几十种致病菌,检验科一般采用选择性培养基如 SS 琼脂、GN 增菌液、麦康凯琼脂等。但是目前没有一种能用于所有致病菌的选择培养基(事实上很难或不可能做到),因此临床上往往采用多种选择性培养基联用以提高检出率。

五、肠道真菌

(一)普通酵母菌

普通酵母菌是一种环境中常见的真菌,可随环境污染而进入肠道,也可见于服用酵母片后。胞体小,常呈椭圆形,两端略尖,微有折光性,不见其核,如繁殖可见侧芽,常见于夏季已发酵的粪便中。其形态有时与微小阿米巴包囊或红细胞相混合但加入稀醋酸后不消失,而红细胞则被溶解。在菌群失调症患者,尚需与白色假丝酵母菌相区别,后者须见到假菌丝与厚膜孢子方可诊断,否则只能报告酵母菌。

(二)人体酵母菌

人体酵母菌为一种寄生于人体中的真菌,亦称人体酵母菌。呈圆形或卵圆形,直径 5~15 μm,大小不一。内含一个大而透明的圆形体,称为液泡。此菌幼稚期液泡很小,分散于胞质之中,成熟时液泡聚合成一个大球体,占细胞的大部分。在液泡周围的狭小的胞质带,内有数颗反光性强的小点。此菌有时易与原虫包囊,特别有人芽囊原虫和白细胞相混淆,可用蒸馏水代替生理盐水进行涂片,此时人体酵母菌迅速破坏消失而原虫包囊及白细胞则不被破坏。水代替生理盐水进行涂片,此时人体酵母菌迅速破坏消失而原虫包囊及白细胞则不被破坏。亦可用碘染色,液泡部分不着色,胞质内可见 1~2 核,此菌一般无临床意义。大量出现时可致轻微腹泻。

(三)假丝酵母菌

正常粪便中极少见,如见到首先应排除由容器污染或粪便在室温放置过久引起的污染,病理粪便中出现的假丝酵母菌以白色假丝酵母菌最为多见,常见于长期使用广谱抗生素、激素、免疫抑制剂和放、化疗之后。粪便中可见卵圆形、薄壁、折光性强、可生芽的酵母样菌,革兰染色阳性,可见分支状假菌丝和厚壁孢子。

六、寄生虫卵

从粪便中检查寄生虫卵,是诊断肠道寄生虫感染的最常用的化验指标。粪便中常见的寄生虫的卵有蛔虫卵、钩虫卵、鞭虫卵、蛲虫卵、华支睾吸虫卵、血吸虫卵、姜片虫卵、带绦虫卵等。寄生虫卵的检验一般用生理盐水涂片法,除华支睾吸虫需用高倍镜辨认外,其他均可经低倍镜检出。在识别寄生虫卵时应注意虫卵大小、色泽、形态,卵壳的厚薄、内部结构特点,认真观察予以鉴别,观察10 个低倍视野,以低倍镜所见虫卵的最低数和最高数报告。为了提高寄生虫卵的检出阳性率,还可采用离心沉淀法,静置沉淀集卵法,通过去除粪渣,洗涤沉淀后涂片镜检,此种集卵法适用于检出各种虫卵,也可采用饱和盐水浮聚法,此法适用于检查钩虫卵、蛔虫卵及鞭虫卵。

七、肠寄生原虫

肠寄生原虫肠寄生原虫包括阿米巴原虫、隐孢子虫、鞭毛虫、纤毛虫和人芽囊原虫。

(一)肠道阿米巴

肠道阿米巴包括溶组织内阿米巴、脆弱双核阿米巴和结肠内阿米巴等。检查阿米巴时可直接用生理盐水涂片查滋养体,用碘染色法查包囊。溶组织内阿性痢疾病者粪便中可见大滋养体;带虫者和慢性间歇型阿米巴痢疾粪便中常见小滋养体、包囊前期及包囊,应注意与结肠内阿米巴鉴别。脆弱双核阿米巴通常寄生在人体结肠黏膜腺窝里,只有滋养体,尚未发现包囊,具有一定的致病力,可引起腹泻,易与白细胞混淆,应注意鉴别。结肠内阿米巴寄生在大肠腔,为无致病性共生阿米巴,对人感染较溶组织阿米巴普遍,无论滋养或包囊均需与后者区分。

(二)隐孢子虫

属肠道完全寄生性原虫。主要寄生于小肠上皮细胞的微绒毛中。目前至少存在着大型种和小型种两种不同形态的种别,在人体和多种动物体内寄生的均属小型种,即微小隐孢子虫。自 1982 年为获得性免疫缺陷综合征的重要病原。已列为艾滋病重要检测项目之一。人体感染隐孢子虫其临床表现因机体免疫状况而异,在免疫功能健全的人主要为胃肠炎症状,呕吐、腹痛、腹泻,病程1~2周可自愈;在免疫功能缺陷或 AIDS 患者则有发热、嗳气、呕吐,持续性腹泻,排稀汁样大便,每天多达 70 多次,排水量每天达12~17 L,导致严重脱水、电解质紊乱和营养不良而死亡。隐孢子虫病的诊断主要靠从粪便中查该虫卵囊。由于卵囊直径仅为 4.5~5.5 μm,且透明反光,不易识别,需用比重 1.20 蔗糖水浓集法于 600 倍放大条件下始可看到,换用 1 000~1 500 倍放大,易于看到内部结构(有 4 个弯曲密迭的子孢子及一个圆形的球状残体)。吉姆萨染色卵囊呈淡蓝色,伴有红色颗粒状内含物。用相差显微镜观察时效果更佳。

(三)鞭毛虫和纤毛虫

人体常见的鞭毛虫及纤毛虫有蓝氏贾第鞭毛虫、迈氏唇鞭毛虫、人肠毛滴虫、肠内滴虫、中华内滴虫和结肠小袋纤毛虫等。蓝氏贾第鞭毛虫寄生在小肠内(主要在十二指肠),可引起慢性腹泻;如寄生在胆囊,可致胆囊炎。结肠小袋纤毛虫寄生于结肠内,多呈无症状带虫状态。当滋养体浸入肠壁可引起阿米巴样痢疾。人肠毛滴虫一般认为列致病性,迈氏唇鞭毛虫及中华肠内滴虫较少见,一般不致病,除人肠毛滴虫仅见到滋养体外,其他鞭毛虫、纤毛虫都可见到滋养体与包囊。在粪便直接涂片观察时要注意它们的活动情况,并以鞭毛、波动膜、口隙、细胞核等作为鉴别的依据,必要时可在涂片尚未完全干燥时用瑞特染色或碘液、铁苏木精染色进行形态学鉴别。

(四)人芽囊帮原虫

人芽囊帮原虫于 1912 年由 Brumpt 首先命名,其后分类位置一直很乱。1967 年以前曾被误认为酵母菌、鞭毛虫的包囊等。目前认为人芽囊原虫是寄生在高等灵长类动物和人体消化道内的原虫。可引起腹泻。其形态多样,有空泡型、颗粒型、阿米巴型和复分裂型虫体,只有阿米巴型为致病性虫体。

第四节　粪便的基因检验

一、粪便基因筛检的分子生物学基础

分子生物学研究表明,肿瘤的产生是多能干细胞向正常细胞增殖、分化的过程中,受环境因素和遗传因素的影响,相关基因发生改变的结果。肿瘤细胞的基因与基因表达与正常细胞有显著区别,因此如能检出这种基因改变就能为肿瘤的诊断和预防提供条件。肿瘤不是单基因疾病,肿瘤的发生发展是肿瘤相关基因的多阶段积累的改变过程,涉及多种癌基因激活和多种抑癌基因失活。如能在早期检出基因突变信息,就可以获得细胞癌变的信号,从而对肿瘤的早期诊断和预防带来积极意义。

目前认为一种肿瘤的产生需要 $4\sim5$ 个相关癌基因的改变;与大肠癌相关的癌基因主要有 ras、$c-myc$、$c-erb2$ 等,与大肠癌相关的抑癌基因主要有 APC/MCC、DCC、$p53$ 及 RB 等。在大肠癌形成过程中,ras、$c-myc$ 癌基因和 APC、MCC 抑癌基因的改变是早期事件。ras 基因改变主要发生在 12、13 或 16 密码子,大约 50% 的大肠癌和 50% 的大肠腺瘤(直径 >1 cm)发现有 ras 基因突变。等位基因的丢失最常见于 17p 染色体等位基因的缺失。虽然这种缺失在大肠腺瘤的各个时期都很少见到,但有人发现 17p 等位基因丢失与腺瘤向癌转变有关。17p 染色体等位基因丢失的常见部位为 $p53$ 基因,$K-ras$、$p53$ 基因是人类癌症最常见的突变基因,两者的检出对大肠癌的诊断很有帮助。包含 APC 基因和 MCC 基因的 5q 等位基因的缺失占散发性大肠癌的 35%。这些基因的特异性改变可成为诊断肿瘤的标记。

人们很早就发现,结肠黏膜上皮不断脱落入肠腔随粪便排出,其更新周期约为每小时 1%,整个大肠黏膜 $3\sim4$ 天即可重新更换一次,而生长旺盛的肿瘤组织更新更快。虽然这些黏膜细胞脱落后很快从粪便中排出,但由于粪便物质的存在,用脱落细胞学手段难以发现异常细胞。要进行细胞学分析,只有从直肠、结肠的灌洗液中才能得到比较干净的细胞,这无疑又增加了方法的难度和患者的痛苦。然而,应用分子生物学技术检测粪便中的相关基因突变,则不受粪便其他物质的影响,且可以批量筛查,可望成为大肠癌的筛选和早期诊断的一种敏感而有效的方法。

二、粪便基因突变检测方法

有学者于 1992 年首次阐述可以从大肠癌粪便脱落细胞检出 $K\text{-}ras$ 基因突变,但他所采用的方法比较复杂,因而不能用于常规例行诊断。目前检测粪便基因突变的方法主要有免疫组织化学检测(IHC)、印迹杂交、DNA 直接测序、PCR 产物单链 DNA 泳动变位技术和错配 PCR 技术。传统的印迹杂交和 DNA 直接测序,虽然可准确地确定突变的类型及部位,但操作复杂、技术要求高、时间长、费用较高,不适用于临床筛检基因突变。目前多采用的是免疫组织化学法检测癌相关基因产物,如检测 p53 蛋白、ras 基因的 p21 蛋白及 $c\text{-}myc$ 的 p62 蛋白。虽然该技术简单,但有相当一部分基因改变检测不到,且运用不同的抗体需要不同的解释标准,临床意义也不同。用 IHC 检测 p53 蛋白和用 PCR-SSCP 检测 $p53$ 基因突变发现,IHC 对大肠癌的 p53 蛋白检测率为 23%,而 PCR-SSCP 分析技术检出 $p53$ 基因突变率为 39%,两者的符合率为 68%,不符合率为 32%,说明 p53 蛋白积累不能代表有 $p53$ 基因突变,反之亦然。有研究者认为 p53 蛋白免疫组化阳性并不一定是突变的 $p53$ 积累,还可能是稳定的野生型 p53 蛋白在起作用。因为当正常细胞的 DNA 受损害时,野生型 p53 蛋白也会过量表达。在其他种类的癌组织中也发现 p53 蛋白增加并没有相应的 $p53$ 基因突变。

PCR 及其相关技术的迅速发展也为快速、简便、灵敏地筛选突变基因带来了可能。其中 PCR 产物的单链 DNA 泳动变位技术(mobility shifls)在诊断基因突变方面有满意的敏感性(90%～100%)并能筛选大量样本。该技术包括变性梯度凝胶电泳(DGGE)、温度梯度凝胶电泳(TGGE)、限制性片段多态性分析(RFCP)、单链构象多态性分析(SSCP),其中,DGGE 和 TGGE 法价格昂贵,其临床应用受限制。

目前,PCR-SSCP 是最受重视的分析技术,该技术利用相同长度的单链 DNA 在非变性的凝胶电泳中不同迁移位置仅取决于单链二级空间构象——碱基排列结构,从而将突变基因片断与正常基因片断区分开来。其优点如下:①操作简单,不需要特殊仪器,技术容易掌握;②实验周期短,最快可在 24 小时内得到检测结果,并不受 PCR 扩增差错的影响;③不仅可检查出单碱基置换,还可检出数个碱基插入或缺失;④可采用放射性同位素标记,使其更容易在临床上推广使用。日本学者于 1996 年开始对粪便标本中的 $p53$ 基因进行 PCR-SSCP 分析，结果发现在 11 例有 $p53$ 基因突变的手术标本中有 7 例在粪便中查出 $p53$ 基因突变；在 5 例潜血试验阳性的患者中有 3 例粪便标本检出 $p53$ 基因突变，故认为利用 PCR-SSCP 对粪便肿瘤脱落细胞的基因突变进行分析可在临床推广应用。但该技术易产生假阳性，为其不足之处。这可能是由于在扩增的片断中，大部分为正常的基因片段，突变的基因片段较少，因此在电泳泳动变位上显示不佳。为了确定 PCR-SSCP 检测的敏感性，将肿瘤细胞混以正常细胞，浓度依次由 0% ～ 90% 递增，然后进行 PCR-SSCP 分析，结果发现当采用放射性标记时肿瘤细胞浓度须达 5%，PCR-SSCP 分析才能检出 $p53$ 基因突变，而当用非放射性标记时肿瘤细胞浓度必须达到 10% ～ 15% 才能显示出阳性结果。

在大肠癌患者粪便中，特别是早期癌患者的粪便中，正常的 DNA 片断常超出异常 DNA 片段 100～1 000 倍，使用 SSCP 分析时肿瘤相关基因的泳动变位不清楚。

近年有人用特异等位基因 PCR 扩增（ASA）可以解决这一难题。其主要原理是当特异性引物与模板之间出现错配（mismatch），特别是 3' 末端碱基与模板之间出现错配时，由于 TagDNA 聚合酶缺乏 3'-5' 核酸外切酶活性，因此对错误配对的碱基不能进行修改，故该引物的 PCR 扩增速率将急剧下降甚至扩增中断。有人设计出一个能与突变的基因片段正常配对而与正常片段错误配对的引物，主要是在 3' 末端的碱基进行修改。该方法的优点是敏感性、特异性很高，可以从 10 000 个正常和不正常细胞中检出一个突变细胞。此外，该技术不需要限制性酶消化及与特异性等位基因相结合的寡核苷酸，也不需要对 PCR 产物进行测序分析。由该原理还可产生其他方法，如 misnatched PCR/ARMS（amplification refraitory mulation system）、mutent enriched PCR。该技术对单基因疾病如遗传病效果好，但肿瘤涉及到多基因改变，并且每个基因有多种突变，例如 $p53$ 突变种类达 350 种，因此目前该技术主要应用于对 $K\text{-}ras$ 基因突变的检测。因为 $K\text{-}ras$ 基因的突变几乎总是发生于三个密码中的一个，所以设计检出 $K\text{-}ras$ 基因的敏感试验要设计检出其他肿瘤相关基因改变要简单得多。德国学者于 1996 年彩突变体富集 PCR 技术检测粪便中 $K\text{-}ras$ 基因的 12、13 密码子的基因改变，16 例大肠癌手术标本经用 PCR-SSCP 分析后证实无 $K\text{-}ras$ 突变的患者粪便中，经突变体富集 PCR 技术检测有 2 例 $K\text{-}ras$ 突变，通过对手术标本再次作 PCR-SSCP 分析检测发现，确有 1 例手术标本中有 $K\text{-}ras$ 突变。该作者认为该技术具有简便、灵敏性、特异性高等优点，临床上可用于检测粪便中的 $K\text{-}ras$ 突变,有助于大肠癌的早期诊断。

除在粪便中检出基因突变以期早期诊断大肠癌外,人们还开始在尿液、胰液、痰液、支气管肺泡灌洗液、CSF 等排泄物、分泌物中查找相关基因突变,以便能早期诊断相关部位癌症。相信随着技术的改进,应用分子生物学技术检测肿瘤特异性基因将成为诊断肿瘤的重要方法。

第七章

微量元素检验

第一节 主要微量元素代谢紊乱

一、铁代谢紊乱

(一)铁的代谢

铁(iron,Fe)在体内分布很广,几乎所有组织都含有铁。铁在人体内可分为两类:一类是功能铁,系指体内具有重要生理功能的铁,包括血红蛋白(占67.58%)、肌红蛋白(约3%)、少量含铁酶及运铁蛋白中所含的铁;另一类是贮存铁,贮存铁又分为铁蛋白和含铁血黄素,铁蛋白的铁是可以被立即动用的贮存铁,而含铁血黄素是不能立即被动用的贮存铁。铁以肝、脾组织含量最高,其次肺组织。

人体内含铁量为3~5 g。在整个消化道均可吸收铁,但主要部位在十二指肠及空肠上段。Fe^{2+}较Fe^{3+}易吸收,食物中的铁多为Fe^{3+},所以必须经过消化道将Fe^{3+}还原成Fe^{2+}才能充分吸收。吸收的Fe^{2+}在肠黏膜上皮细胞内重新氧化为Fe^{3+},并与脱铁蛋白结合,形成储存形式的铁蛋白。运铁蛋白(transferrin,Tf)是一种在肝内生成的β_1球蛋白,分子量为86 000,在血流里起运载铁的作用。运铁蛋白可将铁运送至骨髓用于血红蛋白合成,或运送至网状内皮细胞储存起来,或运送至各种细胞供含铁酶合成等,或运往需铁的组织中。影响铁吸收的因素很多,胃酸和胆汁都具有促进铁吸收的作用。

正常人排铁量很少,一般每天排泄0.5~1.0 mg,主要通过肾脏、粪便和汗腺排泄,另外女性月经期、哺乳期也将丢失部分铁。

(二)铁的生物学作用

1.合成血红蛋白

红细胞功能是输送氧,每个红细胞约含2.8亿个血红蛋白分子,每个血红蛋白分子又含 4 个铁原子,血红蛋白中的铁约占体内总铁量的 2/3,这些亚铁血红素中的铁原子,是携带和输送氧的重要成分。铁缺乏会影响血红蛋白的合成而致贫血。

2.合成肌红蛋白

每个肌红蛋白含一个亚铁血红素,肌红蛋白内的铁约占体内总铁量的 3%。肌红蛋白是肌肉贮存氧的地方,当肌肉运动时,它可以提供或补充血液输氧的不足,供肌肉收缩。

3.构成人体必需的酶

铁参与细胞色素酶、过氧化氢酶、过氧化物酶等的合成,并激活琥珀酸脱氢酶、黄嘌呤氧化酶等活性,它是细胞代谢不可缺少的物质。

4.铁参与能量代谢

研究表明,机体内能量的释放与细胞线粒体聚集铁的数量多少有关,线粒体聚集铁越多,释放的能量也就越多。

5.铁与免疫功能

实验表明缺铁将造成机体免疫机制受损、白细胞功能障碍、淋巴细胞功能受损、抗体产生受抑制等,容易导致感染。

(三)铁缺乏与中毒

1.铁缺乏症与缺铁性贫血

缺铁是指机体铁量低于正常。根据缺铁的程度可分三个阶段:第一阶段为铁减少期(iron depletion,ID),属于缺铁的最早期,此期贮存铁减少,血清铁蛋白浓度下降;第二阶段为红细胞生成缺铁期(iron deficiency erythropoiesis,IDE),又称无贫血缺铁期(iron deficiency without anemia)此期除血清铁蛋白下降外,血清铁也下降,总铁结合力增高(运铁蛋白饱和度下降);第三阶段为缺铁性贫血期(iron deficiency anemia,IDA),此期除以上指标异常外,血红蛋白和红细胞比积(hematocrit)下降,出现不同程度低色素性贫血。

缺铁性贫血是指体内可用来制造血红蛋白的贮存铁已被用尽,机体铁缺乏,红细胞生成受到障碍时发生的贫血。引起缺铁性贫血的原因:铁的需要量增加而摄入不足,可见于生长快速的婴儿、青少年、月经期、妊娠期和哺乳期的妇女。铁吸收不良,可见胃次全切除术后、长期严重腹泻、胃游离盐酸缺乏等。失血,可见于消化道出血、妇女月经量过多、慢性血管内溶血等。缺铁性贫血,一般最常见的症状有面色苍白、倦怠乏力、心悸和心率加快、眼花耳鸣、体力活动后气促等。应加强妇幼保健,指导婴儿喂养,对较大儿童应纠正偏食,重视月经过多,对早产儿、孪生儿、胃肠切除、妊娠期妇女及反复献血者应预防性口服铁剂。最常用的制剂为硫酸亚铁。

2.铁中毒

铁中毒可分为急性铁中毒和慢性铁中毒:急性铁中毒见于过量误服亚铁盐类,食用铁器煮的食物如山里红,静脉注射铁剂过量等。成人比较少见,常见于儿童;慢性铁中毒也称继发性血色病。可见于长期过量服用或注射铁剂,摄入含铁量高的特殊食品,慢性酒精中毒铁的吸收增加,原发性血色病,小肠吸收过多的铁,肠外输入过多的铁,通常由多次大量输血引起等。急性铁中毒,可出现少尿、肾衰竭、肝脏损害、中枢神经系统和心血管系统中毒等表现;慢性铁中毒,儿童主要见于重型地中海贫血和反复输血引起的含铁血黄素沉着症。慢性铁中毒进展缓慢,多在中年期才出现原发性血色病,其临床表现可有不同程度的各脏器受损的表现,如肝脏肿大、心脏疾病、胰腺病变、垂体功能低下等。预防铁中毒应提高对铁中毒的危害性认识,防止误服外形美观的糖衣或糖浆铁剂,不可认为铁剂是"补药"而超过规定剂量服用。对于因某些疾病需反复大量输血,或肝硬化引起的慢性铁中毒,则应着眼于原发疾病的防治。

二、碘代谢紊乱

(一)碘的代谢

正常人体内含碘(iodine,I)为 $20\sim25$ mg。碘主要从食物中摄入,食物中的无机碘溶于水形成碘离子,以消化道吸收为主,经门静脉进入体循环,吸收后的碘有 $70\%\sim80\%$ 被摄入甲状腺细胞内贮存、利用,其余分布于血浆、肾上腺、皮肤、肌肉、卵巢和胸腺等处。碘的排泄主要通过肾脏,每天碘的排出量约相当于肠道吸收的量,占总排泄量的 85%,其他由汗腺、乳腺、唾液腺和胃腺分泌等排出。

(二)碘的生物学作用

碘通过甲状腺素促进蛋白质的合成,活化多种酶,调节能量代谢。甲状腺功能亢进时,甲状腺素合成和释放过多,基础代谢率增高,反映了碘的利用增加;而甲状腺功能减退时,甲状腺合成和释放过少,基础代谢率降低。这两种情况都反映了碘及甲状腺代谢紊乱而导致的疾病。甲状腺素能提高中枢神经系统的兴奋性,维持中枢神经系统结构,加速生长发育,保持正常的机体新陈代谢,加速各种物质的氧化过程,促进糖的吸收与利用,对脂肪的分解氧化,胆固醇的转化和排泄都起促进作用。所以碘是通过甲状腺素而发挥其生理作用的,甲状腺素具有的生物学作用都与碘有关。

(三)碘缺乏与中毒

1.碘缺乏与地方病

碘缺乏病是指由于长期碘摄入不足所引起的一类疾病。由于这些病具有地区性特点,故称为地方性甲状腺肿和地方性克汀病。

(1)地方性甲状腺肿:地方性甲状腺肿一般指碘缺乏所致甲状腺肿,是以甲状腺代谢性肿大,不伴有明显甲状腺功能改变为特征,可见于包括新生儿在内的各年龄人群。地方性甲状腺肿的主要原因是缺碘,凡是能坚持碘盐预防的病区,该病基本上能得到控制。轻者为可触及或肉眼可见的颈部甲状腺部位局部稍肿大,质软,边界不是很清楚,多为对称性弥漫性肿大。重者腺体巨大,腺体内常同时存在结节状改变,有些则以结节为主。世界大多数国家包括我国在内,都采取食盐加碘的方法,预防甲状腺肿。对早期患者可采用口服碘剂,对结节性甲状腺肿可采用碘注射液,注射到甲状腺局部。

(2)地方性克汀病:地方性克汀病是全身性疾病,碘缺乏是引起克汀病发病的根本原因,其临床表现是生长发育迟缓、身材矮小、智力低下、聋哑、神经运动障碍及甲状腺功能低下。对地方性克汀病可采用碘盐、口服碘剂及碘化油肌内注射等方法进行防治。

2.碘过量与高碘性甲状腺肿

碘过量通常发生于摄入含碘量高的食物,以及在治疗甲状腺肿等疾病中使用过量的碘剂等情况。常见的有高碘性甲状腺肿,碘性甲状腺功能亢进等。

(1)高碘性甲状腺肿:与碘缺乏病相反,在一些平原地区,由于碘离子富集,出现高碘区,过量无机碘在甲状腺内抑制激素合成,以致引起甲状腺滤泡胶质潴留,引起高碘性甲状腺肿。高碘性甲状腺肿随着摄碘量的增加,甲状腺肿大率上升。两性均可发病,女性多于男性。其预防是除去高碘来源,对饮水型病区可改用含碘正常饮水,对进食高碘海产品过多的地区可发展蔬菜生产,从而减少过量碘的摄入。

(2)碘性甲状腺功能亢进:此病为碘诱发的甲状腺功能亢进,是由于长期大量摄碘所致,可发生在用碘治疗的甲状腺肿大患者中,也可见于高碘性甲状腺患者。临床表现多汗、乏力、手颤抖、性情急躁、心悸、食欲亢进、体重下降、怕热等。一般无明显凸眼。其防治采用减少碘摄入量,可自行缓解。

三、锌代谢紊乱

(一)锌的代谢

正常成年人体内含锌(zinc,Zn)总量为$2 \sim 3$ g。锌主要在十二指肠和空肠通过主动运转机制被吸收,锌进入毛细血管后由血浆运输至肝及全身,分布于人体各组织器官内,以视网膜、胰腺及前列腺含锌较高,锌主要由粪便、尿、汗、乳汁及头发排泄。失血也是丢失锌的重要途径。

(二)锌的生物学作用

1.锌可作为多种酶的功能成分或激活剂

锌是机体中 200 多种酶的组成部分,人体内重要的含锌酶有碳酸酐酶、胰羧肽酶、RNA 聚合酶、DNA 聚合酶、醛脱氢酶、苹果酸脱氢酶、胸嘧啶核苷激酶、谷氨酸脱氢酶、乳酸脱氢酶、碱性磷酸酶、亮氨酸氨肽酶及丙酮酸氧化酶等。它们在蛋白质、脂肪、糖和核酸代谢以及组织呼吸中都起重要作用。

2.促进机体生长发育

锌是调节基因表达的必需组成部分,因此,缺锌后创伤的组织愈合困难,性器官发育不全或减退,生长发育不良,儿童将出现缺锌性侏儒症。

3.促进维生素 A 的正常代谢和生理功能

锌参与维生素 A 还原酶和视黄醇结合蛋白的合成,促进视黄醛的合成和变构,维持血浆维生素 A 的正常浓度,促进肝脏中维生素 A 的动员,对维持人体正常适应有重要的作用。

4.参与免疫功能过程

人和动物缺锌时,可显著降低 T 细胞功能,引起细胞介导免疫改变,使免疫力降低。动物缺锌体重减轻,胸腺、脾脏萎缩。

(三)锌缺乏与中毒

1.锌缺乏症

缺锌常见食物含锌量低,吸收障碍,不良的饮食习惯,锌丢失增加(如失血、灼伤),锌需要量增加(如妊娠、哺乳、生长期)等,其临床表现食欲减退、消化功能减退、免疫力降低、厌食、异食癖(嗜土)、生长发育迟缓、性发育障碍、毛发枯黄等。临床可见营养性侏儒症,原发性男性不育症等。

其防治可采用饮食及锌剂治疗,一般来说,动物性食物含锌较丰富,饮食需多吃瘦肉、禽蛋、猪肝、鱼类等。锌剂如硫酸锌、葡萄糖酸锌等。

2.锌中毒

锌中毒可能发生于大量口服、外用锌制剂,长期使用锌剂治疗,以及空气、水源、食品被锌污染等,临床表现腹痛、呕吐、腹泻、厌食、昏睡、倦怠、消化道出血等症状。其防治需定期检查血锌和发锌,采取缺多少补多少的治疗原则,血锌和发锌高时,可用金属络合剂,按疗程适量进行锌治疗。

四、硒代谢紊乱

(一)硒的代谢

人体内硒(selenium,Se)的含量为 $14\sim21$ mg。硒主要在十二指肠吸收,吸收入血后硒主要与 α-球蛋白或 β-球蛋白结合,小部分与极低密度脂蛋白结合而运输。硒可以分布到所有的软组织,以肝、胰腺,肾和脾含量较多。硒主要从尿排出,部分经胆汁由粪便排出,少量也可通过汗、肺和乳汁排泄。

(二)硒的生物学作用

1.硒是谷胱甘肽过氧化物酶(GSH-P$_X$)的重要组成成分

每分子该酶可与 4 个硒原子结合,催化的反应为:

$$2GSH^+ H_2O_2 \xrightarrow{GSH\text{-}P_X} GSSG + 2H_2O$$

GSH-P$_X$ 催化 2 分子 GSH 氧化生成 GSSG,利用 H_2O_2 使有毒的过氧化物还原成相对无毒的羟化物,从而保护所有的生物膜不被氧化所降解。因此,硒在分解过多的 H_2O_2,保护细胞膜,减少过氧化物起到重要的作用。

2.参与辅酶 A 和辅酶 Q 的合成

在机体代谢、三羧酸循环及呼吸链电子传递过程中发挥重要作用。

3.保护视器官的健全功能

虹膜及晶状体含硒丰富,含有硒的 GSH-P$_X$ 和维生素 E 可使视网膜上的氧化损伤降低,糖尿病患者的失明可通过补充硒得到改善,亚硒酸钠可使一种神经性的视觉丧失得到改善。

4.硒和金属是体内抵抗有毒物质的保护剂

硒和金属有很强的亲和力,是一种天然的对抗重金属的解毒剂,其机制是无机硒与金属相结合,形成金属-硒-蛋白质复合物从而降低有毒元素的危害,它对汞、镉、铅、砷都有解毒作用。

5.增强机体免疫力

硒能促进淋巴细胞产生抗体,增强机体对疾病的抵抗力。

6.保护心血管和心肌

硒参与保护细胞膜的稳定性及正常通透性,消除自由基的毒害作用,抑制脂质的过氧化反应,从而保护心肌的正常结构和功能,降低心血管病的发病率,防止冠心病及心肌梗死。

7.调节维生素 A、C、E、K 的代谢

硒能调节维生素 A、C、E、K 的吸收与消耗,并能与维生素 E 起协同作用,加强维生素 E 抗氧化作用。

8.对肿瘤的影响

在体外其硒浓度>1.0 mg/L 时可通过抑制细胞增生、DNA 复制及蛋白质合成而直接影响肿瘤细胞的生长。硒可干扰致癌物的代谢。动物致癌试验中,观察到硒对皮肤癌、乳癌、肺癌、结肠癌、肝癌等有显著的抑制作用。

(三)硒缺乏与中毒

1.硒缺乏

硒缺乏已被证实是发生克山病的重要原因,克山病是一种以心肌坏死为主的地方病,其临床表现为心力衰竭或心源性休克、心律失常、心功能失代偿。克山病发病快,症状重,患者往往因抢救不及时而死亡。口服亚硒酸钠,症状会神奇般地消失,甚至痊愈,可见硒对克山病的发病有明显效果。

此外,缺硒与大骨节病有关。大骨节患者表现为骨关节粗大、身材矮小、劳动力丧失。其防治用硒及维生素 E 治疗有效。

2.硒中毒

硒摄入过多可致中毒。急性硒中毒其临床表现头晕、头痛、无力、恶心、汗液有蒜臭味、脱发和指甲脱落、寒战、高热、手指震颤等。长期接触小剂量硒化物,一般 2~3 年出现为慢性硒中毒。

五、铜代谢紊乱

(一)铜的代谢

正常人体内含铜(cuprum,Cu)为 80~100 mg。铜经消化道吸收,主要吸收部位是十二指肠和小肠上段。铜被吸收进入血液,铜离子与血浆中清蛋白疏松结合,形成铜-氨基酸-清蛋白络合物进入肝脏,该络合物中的部分铜离子与肝脏生成的 α_2-球蛋白结合,形成铜蓝蛋白,铜蓝蛋白再从肝脏进入血液和各处组织,铜蓝蛋白是运输铜的基本载体。人体内以肝、脑、心及肾脏含铜浓度最高。其次为脾、肺和肠。肌肉和骨骼等含铜量较低。铜经胆汁、肠壁、尿液和皮肤排泄。

(二)铜的生物学作用

1.维护正常的造血机能及铁的代谢

铜能促进幼稚红细胞的成熟,使成熟红细胞从骨髓释放进入血液循环,铜蓝蛋白能促进血红素和血红蛋白的合成。铜能促进铁的吸收和运输,铜蓝蛋白可催化二价铁氧化成三价铁,对生成运铁蛋白有重要作用。

2.构成超氧化物歧化酶、赖氨酰氧化酶等多种酶类

铜是 CuZn-SOD(铜锌-超氧化物歧化酶)催化活性所必需的成分,它们催化超氧离子成为氧和过氧化氢,从而保护活细胞免受毒性很强的超氧离子的毒害,是保护需氧生物细胞赖以生存的必需酶。铜参与赖氨酸氧化酶的组成,赖氨酸氧化酶影响胶原组织的正常交联,从而形成弹性蛋白及胶原纤维中共价交联结构,维持组织的弹性和结缔组织的正常功能。另外,铜参与 30 多种酶的组成和活化,构成体内许多含铜的酶如酪氨酸氧化酶,以及含铜的生物活性蛋白如铜蓝蛋白、肝铜蛋白等。

(三)铜缺乏与中毒

1.铜缺乏症

铜缺乏症主要原因:①处于生长阶段,需要量大而供给量相对不足。②长期腹泻和营养不良。③伴有小肠吸收不良的病变。④肾病综合征,尿内蛋白含量增加,铜丢失过多。⑤长期使用螯合剂。

临床表现:①贫血,因为铜影响铁的吸收、运送、利用及细胞色素系与血红蛋白的合成。②骨骼发育障碍,缺铜骨质中胶原纤维合成受损,胶原蛋白及弹力蛋白形成不良。③生长发育停滞。④肝、脾大等。防治可用硫酸铜溶液或葡萄糖酸铜。

2.铜中毒

金属铜属微毒类,铜化合物属低毒和中等毒类。

(1)急性铜中毒:饮用与铜容器或铜管道长时间接触的酸性饮料,误服铜盐等,均可引起急性铜中毒,出现恶心、呕吐、上腹部痛、腹泻、眩晕、金属味等,重者出现高血压、昏迷、心悸,更甚者可因休克、肝肾损害而致死亡。其防治应脱离接触,用 1%亚铁氰化钾洗胃,后服牛乳、蛋清保护胃黏膜。用盐类泻剂排除肠道内积存的铜化合物。

(2)慢性铜中毒:长期食用铜量超过正常供给量的 10 倍以上,可能会出现慢性铜中毒,表现胃肠道症状。长期接触铜尘者可有呼吸道及眼结膜刺激,可发生鼻咽膜充血、鼻中隔溃疡、结膜炎和眼睑水肿等,同时有胃肠道症状。铜可致接触性和致敏性皮肤病变,出现皮肤发红、水肿、溃疡和焦痂等。其防治可用络合剂(如依地酸二钠钙)使之解毒排泄。

六、铬代谢紊乱

(一)铬的代谢

人体内含铬(chromium,Cr)量约为 60 mg。铬经口、呼吸道、皮肤及肠道吸收,入血后与运铁蛋白结合运至肝脏及全身。铬广泛分布于所有组织,其中以肌肉、肺、肾、肝脏和胰腺的含量较高。组织中铬含量是血铬含量的 10～100 倍,因此有人认为血铬一般不能作为人体铬营养状态的指标。铬的排泄,主要由尿中排出,少量从胆汁和小肠经粪便排出,微量通过皮肤丢失。

(二)铬的生物学作用

1.促进胰岛素的作用及调节血糖

胰岛素是糖代谢的核心物质。胰岛素发挥调节作用,必须有铬参加,其作用是含铬的葡萄糖耐量因子促进在细胞膜的巯基(－SH)和胰岛素分子 A 链的两个二硫键(－S－S－)之间形成一个稳定的桥,协助胰岛素发挥作用。血清铬减少时,胰岛素内铬也减少,糖耐量受损,严重时出现尿糖。补充铬可加速血糖的运转,使之转变为糖原或脂肪贮存备用,从而调节血糖。

2.降低血浆胆固醇

铬能增加胆固醇的分解和排泄。缺铬可使脂肪代谢紊乱,出现高胆固醇血症,因而容易诱发动脉硬化和冠心病。

3.促进蛋白质代谢和生长发育

铬与机体中核蛋白、蛋氨酸、丝氨酸等结合,对蛋白质代谢起到重要作用。在 DNA 和 RNA 的结合部位发现有大量的铬,说明铬在核酸的代谢或结构中发挥作用。试验证明,缺铬生长发育迟缓。另外铬对血红蛋白的合成及造血过程,具有良好的促进作用。

(三)铬缺乏与中毒

1.铬缺乏症

铬缺乏主要是摄入不足或消耗过多,其临床表现主要是高血糖、高脂血症等与胰岛素缺乏相类似的症状,引起葡萄糖耐量降低,生长停滞,动脉粥样硬化和冠心病等,其防治为适当补充含铬量高的食物,如动物肝脏、粗粮、粗面粉、牛肉等。

2.铬中毒

铬经口、呼吸道及皮肤等吸收后,大部分分布在肝、肺、肾三个脏器,若过量摄入铬,可发生肝、肺、肾功能障碍,出现恶心、呕吐、腹泻、吞咽困难,甚至休克。接触铬化物将有皮肤损害,出现丘疹或湿疹,有瘙痒感,另外铬可引起上呼吸道炎症和黏膜溃疡。其防治为皮肤受到污染时,应及时用清水冲洗。误服者应立即洗胃,用牛奶或蛋清保护食管和胃黏膜等。

七、锰代谢紊乱

(一)锰的代谢

正常成人体内含锰(manganese,Mn)为 12～20 mg。锰主要在小肠吸收,吸收入血的锰与血浆 β-球蛋白结合为转锰素(transmanganin)分布到全身,以骨骼、肝、脑、肾、胰、垂体含锰较多,小部分进入红细胞形成锰卟啉,迅速运至富含线粒体的细胞中,约有 2/3 潴留于线粒体内。锰的排泄主要由肠道、胆汁、尿液排泄。

(二)锰的生物学作用

1.锰是多种酶的组成成分及激活剂

锰是脯氨酸酶、精氨酸酶、超氧化物歧化酶、丙酮酸羧化酶等的组成成分,锰参与碱性磷酸酶、脱羧酶、氧化酶、醛缩酶等的激活,它不仅参与脂类和糖的代谢,还与蛋白质的生物合成密切相关。

2.促进生长发育

锰不但参与蛋白质的合成,还参与遗传信息和性腺的分泌,缺锰可发生输精管退行性变、精子减少、性欲减退以致不育,锰是硫酸软骨素合成酶的必需辅助因子,依赖锰的聚合酶和半乳糖转移酶是黏多糖合成时所必需的,缺锰时硫酸软骨素代谢及黏多糖合成将受到影响,软骨生长障碍,出现骨骼畸形,生长发育停滞,智力下降。

此外锰与造血功能密切相关,还发现锰是过氧化物酶的组成成分,因此锰与衰老密切相关。

(三)锰缺乏与中毒

1.锰缺乏病

(1)侏儒症:成人男性身高不满 130 cm,女性不满 110 cm 的可诊断为侏儒症。侏儒症与内分泌功能异常有关,内分泌功能又受多种微量元素的影响,锰是硫酸软骨素合成酶的必需辅助因子,与硫酸软骨素代谢、黏多糖合成、结缔组织韧性、硬度及钙磷代谢密切相关。缺锰软骨生长障碍,生长发育停滞引起侏儒症。

（2）贫血：贫血除与微量元素铁、铜相关外，还与锰的缺乏有关，锰在线粒体内含量较高，而血红素的合成与线粒体有密切的关系。锰有刺激红细胞生成素和促进造血的作用。据报道贫血患者血锰减少，锰与贫血密切相关。另外，锰与肿瘤的发生相关。

2.锰中毒

（1）非职业性中毒：口服高锰酸钾，轻者可引起恶心、呕吐、胃部疼痛、口腔烧灼感。重者可呈现口唇黏膜肿胀糜烂、血便、剧烈腹痛、休克而死亡。

（2）职业性中毒：锰矿的开采和冶炼，生产干电池、油漆、电焊条和陶瓷等，工人均可接触大量的锰烟和锰尘，长期接触，可导致职业性锰中毒。其临床表现为头晕、头痛、恶心、嗜睡、记忆力降低、性功能减退、易兴奋、肌张力增强、四肢僵直、语言含糊不清、震颤、共济失调等，早期以自主神经功能紊乱和神经衰弱综合征为主，继而出现锥体外系神经受损的症状。

八、钴代谢紊乱

(一)钴的代谢

正常成人体内含钴（cobalt,Co）约为 1.5 mg，钴主要由消化道和呼吸道吸收，某些金属离子能影响钴的吸收，如铁在十二指肠的转运过程与钴相似，所以这两种金属存在着吸收竞争。钴通过小肠进入血浆后由三种运钴蛋白（transcobalamin Ⅰ、Ⅱ、Ⅲ）结合后运至肝脏及全身，通常以肝、肾和骨骼中钴的含量较高，钴主要通过尿液排泄，少量通过肠道、汗腺、头等途径排泄。

(二)钴的生物学作用

钴是维生素 B_{12} 的组成成分。维生素 B_{12} 是水溶性维生素，它是一种含钴的配合物，体内的钴主要以维生素 B_{12} 的形式发挥作用。维生素 B_{12} 在人体内参与造血，促进红细胞的正常成熟；参与脱氧胸腺嘧啶核苷酸的合成；参与体内一碳单位的代谢。

(三)钴缺乏与中毒

1.钴缺乏

人体钴缺乏时，将影响维生素 B_{12} 的形成，若维生素 B_{12} 缺乏，可使骨髓细胞的 DNA 合成时间延长，从而引起巨幼红细胞贫血。另外，维生素 B_{12} 缺乏可引起口腔及舌溃疡、炎症、急性白血病、骨髓疾病等。

2.钴中毒

多为治疗贫血时引起钴中毒,其临床表现为食欲缺乏、呕吐、腹泻等,其防治可采用高渗葡萄糖解毒,保肝、利尿。

九、有害微量元素

人类健康问题与有害微量元素之间的关系,随着逐年增加对有害微量元素的利用而受到重视。危害人体健康的有害微量元素多来自食物和饮水,但由于工业界的大量使用或开采金属、合金等而暴露在环境中,也造成不少因职业和环境而引起的疾病。

(一)铅

铅(lead,Pb)是一种具有神经毒性的重金属元素,其理想血浓度为零,主要经呼吸道、消化道和皮肤吸收,入血后随血流分布到全身各器官和组织。铅的排泄大部分经肾脏由尿排出,小部分通过胆汁分泌排入肠腔,然后随大便排出,微量由乳汁、汗、唾液、头发及指甲脱落排出体外。

铅在人体内无任何生理功能,由于全球性工业和交通的迅猛发展,随之带来了铅对环境的污染,危害着人类的健康。空气中的铅污染主要来自两个方面:工业烟尘污染和含铅汽油燃烧后排出的废气。工业烟尘污染因铅尘及烟雾污染空气和水会使许多领域如农业、交通、国防等产生不同程度的铅污染。例如,铅尘污染的水排入农田,由此使铅污染进入了食物链,对人体健康存在着潜在的影响。汽油是以四乙基铅作为稳定剂和助燃剂,经燃烧后在大气中将转变为无机铅化合物,如果是来自汽车尾气,其部分沉降于道路两旁数公里区域的土壤和作物上,部分悬浮在大气中。此外油漆、涂料、报纸、水管、玩具、铅笔、煤、蓄电池等都含有铅,由于空气和水的污染,粮食、水果和蔬菜等都不同程度地被污染,铅每时每刻都威胁着人类健康。

目前认为铅中毒机制中最重要的是卟啉代谢紊乱,使血红蛋白的合成受到障碍。铅还可致血管痉挛,又可直接作用于成熟红细胞,而引起溶血。可使大脑皮层兴奋和抑制的正常功能紊乱,引起一系列的神经系统症状。

由于铅对机体的毒性作用涉及多个系统和器官,且缺乏特异性,所以临床表现复杂如易激惹、惊厥、反复腹痛、反复呕吐、小细胞低色素性贫血、氨基尿、糖尿等,主要累及神经、血液、造血、消化、泌尿和心血管系统。

(二)汞

汞(mercury,Hg)俗称水银,是银白色液态金属。过量的汞和汞化合物摄入体内,都可能对人体造成伤害,因此认为汞是有害微量元素。金属汞及其化合物主要以蒸气和粉尘形式经呼吸道侵入机体,还可经消化道,皮肤侵入。汞以脑、肾含量最高,其次是肺、肝脏、甲状腺、睾丸等。汞的排泄主要经肾脏由尿排出,尿汞的排出量与接触汞的浓度和时间有关。粪便是汞排出的又一重要途径,汞还能由肺呼出,汗液、乳汁、唾液也可排出少量汞,毛发中的汞可以随毛发的脱落而脱离机体。

汞是自然界广泛存在的元素之一,主要以硫化汞的形式存在于岩石中,岩石风化后可氧化为金属汞和离子汞。金属汞在常温下能蒸发,且蒸气可随气流移动,吸附在桌面、地面、工作服等处。如果将含汞工业的废渣、废气随意排放,还会造成大气、土壤和水源的污染。污染环境的汞,特别是在水体中的汞,在厌氧微生物的作用下,形成甲基汞(Met-Hg)。金属汞中毒多见于职业性中毒;有机汞中毒常见于环境污染;而无机汞中毒常因误用和误服所致。

汞对机体的作用,主要是由于汞离子与巯基($-SH$)的结合,汞与酶的巯基结合后,使酶的活性丧失,影响细胞的正常代谢出现中毒症状。

汞中毒临床表现为头晕、头痛、多汗、易兴奋、精神障碍、乏力、口腔炎、牙齿松动等,主要是累及肾脏、心血管和神经系统。

(三)镉

镉(cadmium,Cd)是有毒元素,在自然界中主要存在于锌、铜和铝矿内,其中以锌矿石含量最高,镉的主要吸收途径为呼吸道及消化道,也可经皮肤吸收,分布全身各个器官,主要分布于肾、肝、骨组织中。镉的排泄主要由粪便排出,其次经肾脏由尿排出,少量可随胆汁排出。

镉主要来自被污染的环境,其污染源是植物和土壤,植物的根部对镉有特殊的吸收和富集作用。另外,食品污染和吸烟也会增加人体对镉的吸收。

镉化合物可抑制肝细胞线粒体氧化磷酸化过程,对各种氨基酸脱羧酶、过氧化酶、组氨酸酶、脱氢酶等均有抑制作用,从而使组织代谢发生障碍。镉还可直接损伤组织细胞和血管,引起水肿、炎症和组织损伤。

镉中毒临床表现为口干、口内金属味、咽痛、乏力、呼吸困难、蛋白尿、骨变形、肝坏死等,主要累及肺、肾、嗅觉、骨骼、睾丸、肝脏等。镉的致癌、致畸胎和致突变的作用已被学者关注。"痛痛病"是因摄食被镉污染的水源而引起的一种慢性镉中毒,首先发现于日本,其特点:①肾小管再吸收障碍;②骨软化症;③消化道吸收不良。

(四)铝

铝(aluminium,Al)是一种对人体有害的神经毒微量元素,主要由胃肠道吸收入血后,结合在转铁蛋白上运输,以结缔组织、淋巴结、肾上腺、甲状旁腺中含铝量较高。铝的排泄主要经肾由尿排出,部分可由粪便和胆汁排出。

铝在地壳中含量丰富,用途极广,人们长期与之为友而不知其害。人体摄铝增加主要来自铝餐具、炊具、铝尘、食物、饮料、铝制剂等,铝的毒性可导致机体许多脏器受损,临床主要表现为高铝血症(hyperaluminemia)、消化道症状、铝贫血(aluminum induced anemia)、铝骨病(aluminum related bone disease,ABD)、铝脑病等。

(五)砷

砷(arsenic,As)本身毒性并不大,但其化合物如三氧化二砷(As_2O_3,俗称砒霜)毒性甚大。砷及其化合物经呼吸道、消化道和皮肤吸收,吸收入血后主要与血红蛋白结合,随血液分布到全身组织和器官,主要分布在肾、肝、胃、脾、肌肉等处。砷的排泄主要通过肾脏随尿排出,小部分经毛发、指甲生长、皮肤脱落、排汗、胆汁等途径排泄。

砷广泛分布于环境中,人体吸收的砷可来自饮水、燃煤的污染、饮食海产品、生产环境的空气污染、烟草(烟草生长过程中能富集土壤中砷)、含砷化妆品等。

砷对细胞中的巯基(−SH)有很大的亲和力,入侵到机体的砷可与参与机体代谢的许多含巯基的酶结合,特别易与丙酮酸氧化酶的巯基结合,使酶的活性丧失,丙酮酸不能进一步氧化,影响细胞的正常代谢。

砷中毒临床表现为咳嗽、头晕、头痛、恶心、呕吐、腹泻、肝区痛、皮肤损伤等,砷的毒性可以减弱酶的正常功能,损害细胞染色体,造成神经系统、肝、脾、肾、心肌的脂肪变性和坏死,还可以引起皮肤黑变病、皮肤癌等。

第二节 微量元素样品采集与检测方法

微量元素的检测是研究微量元素在疾病的发生、发展过程中与疾病的相互关系。现已证实,许多疾病与各种微量元素的代谢密切相关,如缺铁性贫血、地方性甲状腺肿、肝豆状核变性等。因此准确地检测人体内各种微量元素的水平,对于疾病的诊断、治疗和预防,具有极其重要的意义。微量元素检测的对象是人,但人体中如铁、碘、锌、硒、铜、铬、锰、钴等人体必需微量元素和一些非必需的元素如铅、汞、镉、铝、砷等含量都比较低,而且取样困难、样品量少,实际工作中还要求在短时间内对试样得出准确结果,因此,针对微量元素的检测特点,应是快速、准确、灵敏。此外,测定微量元素时要特别注意样品的采集和保存,避免标本的污染,一旦因操作不慎,将会导致结果出现严重的误差。

一、样品的采集、保存和预处理

人体样品主要包括血液、尿液、毛发、指甲、胃液、唾液、精液、胆汁、汗液、脑脊液、乳汁及肝、肾、肺、脾、肠、脑、心、肌肉等脏器组织,样品的采集一般应遵循三大原则:针对性、适时性、代表性。

(一)血液样品的采集和保存

血样是微量元素检测中最常用的样品,血液样品可以按需要选择全血、血浆、血清、白细胞、血小板、红细胞等。血液样品的采集一般在清晨受检查者空腹,取毛细血管血或静脉血。采血量由检测元素含量及方法而定。盛血样的试管必须用去离子水清洗、干燥处理,严格按要求制备全血、血浆、血清、红细胞、白细胞或血小板等,最好立即检测。若需放置,要在 4 ℃冰箱中冷藏,在－80～－20 ℃超低温冷冻可保存较长时间。

(二)尿液样品的采集和保存

尿液是肾脏的排泄液,它可以反映体内微量元素的代谢和排泄状况,是临床上除血液外用得较多的样品,正常成年人一天排尿 1 000～1 500 mL,尿液的采集分 24 小时尿和部分尿(如晨尿、白日尿等)。尿放置时,会逐渐产生沉淀和臭味,所以盛尿的容器必须是吸附性能差的密闭容器,而且需放阴凉处,或在尿中加入苯甲酸防腐剂,将尿液加热使沉淀溶解后取样。

(三)发样的采集和保存

头发是由蛋白质聚合而成,头发中微量元素是组织中蓄积或析出机体的微量元素的指示器。采集发样时,应用不锈钢的剪刀取距头皮 2 mm 以上 1 cm 长的头发作样品,一般取 0.4～1.0 g 为宜,具体采集数量由测量元素和方法而定。由于头发表面往往有灰尘、油脂等影响样品的有效性,所以必须将发样洗净后,置于 60 ℃烘箱中烘干,干燥后保存。注意同一检测中要采用同一洗涤条件和方法,保证结果的可比性。

(四)唾液的采集和保存

唾液是人体的分泌液之一,唾液中的微量元素是摄入机体中的微量元素在吸收后经代谢被排泄的体内微量元素。成人唾液的一天分泌量是 1.0~1.5 L。唾液分混合液和腮腺液。混合唾液采集前,受检者需将口腔洗干净,然后按检测元素及方法的要求,收集所需量的唾液在试管中。腮腺液需用专门器械从人耳下取样,这种唾液无污染,成分稳定,但具有一定的损伤性。一般唾液采样应在受检者身体条件恒定时,早晨空腹进行。

此外,指甲也是微量元素检测常用样品之一,它是组织中蓄积或析出体内的一部分微量元素,通常每周采集 1 次,采集 1 个月收集的混合样品,将污垢洗净,干燥保存。还有脏器样品(如肝、肾、心、肺、眼、脑等),牙齿等都是微量元素检测的样品。

另外,样品的预处理是微量元素分析过程中质量控制的重要环节之一。其目的是为了将试样转化成适于分离和测定的物理状态和化学状态,使样品便于分析,除去对分析有干扰的物质。一般临床样品微量元素的检测中常用的预处理方法有:稀释法、高温灰化法、低温灰化法、高压消化法、常压消化法、燃烧法、水解法及微波消解法等。

二、检测方法

随着对微量元素检测的要求精密度、准确度、灵敏度的不断提高,检测方法越来越多,日趋完善。目前,国内常用的微量元素检测方法有中子活化分析法、原子吸收光谱法、紫外可见吸收光谱法、电感耦合等离子体发射光谱法、离子选择性电极法、伏安法、荧光分析法等。

(一)中子活化分析法

中子活化分析法是放射化学分析法之一,它是利用热中子辐射,使待测元素原子发生核反应,产生放射性核素,检测其放射性强度而进行定量分析的方法,是进行元素含量分析的一种最灵敏的方法,因使用中子作为照射源故称中子活化分析法。该方法试样用量小、干扰小,可对同一样品中多种元素进行测定,但因中子源放射性强,成本高,故不易推广。

(二)原子吸收光谱法

原子吸收光谱法,又称原子吸收分光亮度法,根据样品中待测元素原子化的方法不同,分为火焰原子吸收光谱法、化学原子吸收光谱法和石墨炉原子吸收光谱法。它是基于待测元素,从光源发射的特征辐射,被蒸气中待测元素的基态原子吸收,然后根据待测元素浓度与吸收辐射的原子数成正比的关系,求得样品中被测元素的含量,原子吸收光谱法简便、灵敏、准确,是临床微量元素检测中最常用的方法。

(三)紫外可见吸收光谱法

紫外可见吸收光谱法又称紫外可见分光亮度法。它是基于待测元素与某些试剂在一定条件下形成化合物,该化合物对紫外、可见光具有选择性地吸收而进行定量分析的一种吸收光谱法。该法操作简便,易于推广,它也是临床微量元素检测中常用的方法。

(四)电感耦合等离子体发射光谱法

电感耦合等离子体发射光谱法(ICP-AES),是利用电感耦合等离子作为激发能源,使处于基态的待测元素原子从外界能源获得能量,跃过到激发态,激发态原子将多余能量以光的形式释放出来返回基态,从而产生特征光谱而进行定量分析的一种方法。该法灵敏、准确快速、干扰小,而且可以多种元素同时测定,是临床微量元素检测的常用方法。但由于仪器价格昂贵、结构复杂,所以普及较慢。

此外,还有离子选择电极法、伏安法、荧光分析法等,它们都是临床微量元素检测中常用的方法。

第三节　常见微量元素检测

一、血清铁和总铁结合力测定

(一)生理与生物化学

铁是人体必需的微量元素。70 kg 的人体含铁化合物中铁的总量约为 3 270 mg,占体重的0.047‰。其中 67.58％分布于血红蛋白中(铁作为血红蛋白分子的辅基与蛋白结合,参与铁的运输),骨髓和肌红蛋白中各存在 2.59％和 4.15％,贮存铁约占 25.37％。铁在体内分布很广,主要通过肾脏、粪便和汗腺排泄。血清中铁的总量很低,成年男性为 11～30 μmol/L,成年女性为9～27 μmol/L。这些存在于血清中的非血红素铁均以 Fe^{3+} 形式与运铁蛋白结合。所以在测定血清铁含量时,需首先使 Fe^{3+} 与运铁蛋白分离。

(二)亚铁嗪比色法测定血清铁和总铁结合力

血清铁的测定尚缺少权威性方法。原子吸收法仪器设备复杂,费用昂贵,且没有分光亮度法可靠性好,很少被实验室用来做血清铁的常规分析。比色法仍然是测定血清铁的主要方法。

1.原理

血清中的铁与运铁蛋白结合成复合物,在酸性介质中铁从复合物中解离出来,被还原剂还原成二价铁,再与亚铁嗪直接作用生成紫红色复合物,与同样处理的铁标准液比较,即可求得血清铁含量。总铁结合力(total iron-binding capacity,TIBC)是指血清中运铁蛋白能与铁结合的总量。将过量铁标准液加到血清中,使之与未带铁的运铁蛋白结合,多余的铁被轻质碳酸镁粉吸附除去,然后测定血清中总铁含量,即为总铁结合力。

2.参考范围

血清铁:成年男性:11～30 $\mu mol/L$(600～1 700 $\mu g/L$);成年女性:9～27 $\mu mol/L$(500～1 500 $\mu g/L$)。

血清总铁结合力:成年男性:50～77 $\mu mol/L$(2 800～4 300 $\mu g/L$);成年女性:54～77 $\mu mol/L$(3 000～4 300 $\mu g/L$)。

3.评价

线性在 140 $\mu mol/L$ 以下线性良好,符合 Beer 定律。批内精密度(n＝20),测定范围 18.45～19.2 $\mu mol/L$,x:17.92 $\mu mol/L$,S:0.31 $\mu mol/L$,CV:3.01%。血清总铁结合力(TIBC),x:61.51 $\mu mol/L$,S:2.15 $\mu mol/L$,CV:3.5%。批间CV:2.56%。回收试验回收率98.3%～100%。干扰试验:Hb＞250 mg/L 时结果偏高 1%～5%。胆红素 102.6～171 $\mu mol/L$ 时结果升高1.9%～2.8%。甘油三酯 5.65 $\mu mol/L$ 时结果升高 5.6%。铜 31.4 $\mu mol/L$ 时结果升高0.33 $\mu mol/L$,在生理条件下铜与铜蓝蛋白结合,故对铁的测定基本无干扰。

二、血清锌测定

(一)生理与生物化学

锌是人体主要的微量元素之一,成人体内含锌为 2～3 g。锌是许多金属酶的辅助因子,至少90多种的金属酶有了锌才能发挥其正常生理功能。锌进入毛细血管后由血浆运输至肝及全身,分布于人体各组织器官内,以视网膜、胰腺及前列腺含锌较高,在头发中锌的含量较稳定,锌主要通过粪便、尿、汗及乳汁等排泄。

(二)吡啶偶氮酚比色法测定血清锌

血清锌的主要测定方法有原子吸收分光亮度法、中子活化法和吡啶偶氮酚比色法。下面介绍吡啶偶氮酚比色法测定血清锌。

1.原理

血清中的高价铁及铜离子被维生素 C 还原成低价,两者均能同氰化物生成复合物而掩蔽。锌也和氰化物结合,但水合氯醛能选择性地释放锌,使锌与 2-[(5-溴-2-吡啶)-偶氮]-5-二乙基氨基苯酚(5-Br-PADAP)反应生成红色复合物,与同样处理的标准品比较,求得血清锌含量。

2.参考范围

成人血清锌:9.0~20.7 μmol/L(590~1350 μg/L)。

3.评价

批内 CV 3.05%~3.08%,批间 CV 2.97%~3.12%。

三、血清铜测定

(一)生理与生物化学

铜是人体的必需微量元素之一,正常人体内含铜为 80~100 mg,其中 95% 铜与肝脏生成的 α_2-球蛋白结合,形成铜蓝蛋白,铜蓝蛋白是运输铜的基本载体。铜蓝蛋白属 α_2-糖蛋白,同时具有氧化酶的活性,成人每天铜摄取量为 2~5 mg,主要吸收部位在十二指肠,随胆汁、尿液和皮肤排泄。

(二)双环己酮草酰二腙比色法测定血清铜

临床血清铜的测定方法主要有原子吸收分光亮度法和比色法。此处仅介绍双环己酮草酰二腙比色法。

1.原理

加稀盐酸于血清中,使血清中与蛋白质结合的铜游离出来,再用三氯醋酸沉淀蛋白质,滤液中的铜离子与双环己酮草酰二腙反应,生成稳定的蓝色化合物,与同样处理的标准液比较,即可求得血清铜含量。

2.参考范围

成年男性:10.99~21.98 μmol/L(700~1 400 μg/L);成年女性:12.56~23.55 μmol/L(800~1 500 μg/L)。

3.评价

本法线性范围可达 62.8 μmol/L。双环己酮草酰二腙与铜反应生成的有色络合物,在水溶液中的摩尔吸光系数为 16 000 L/(mol·cm)。本法显色稳定,显色后在 4～20 ℃可稳定1小时。特异性高。

四、血清铅测定

(一)测定方法概述

目前用于测定血铅含量的方法主要有石墨炉原子吸收法、等离子发射光谱法、阳极溶出伏安法、火焰原子吸收光谱法等。

1.石墨炉原子吸收法

此法是目前国际公认的检测血铅的标准方法。其相对回收率为 98.8％±1.0％。最低检测限 0.3 μg/L,变异系数 3.7％～5.0％。灵敏度较高。

2.等离子发射光谱法

干扰小,可精确测定血铅含量。但此法成本高,不适合做日常分析。

3.阳极溶出伏安法

美国各类血铅分析仪检测范围为 10～1 000 μg/L,灵敏度较高,线性范围较宽。该方法,对环境要求较低,但受铊的干扰。

4.火焰原子吸收光谱法

检测限一般大于500 μg/L,因样品采集和处理过程中受污染的概率大,低值质控样品缺乏,且血铅浓度高于500 μg/L的很少,所以此方法已基本被石墨炉原子吸收法所取代。

(二)石墨炉原子吸收光谱法测定血清铅

1.原理

血样用 Triton X-100 作基体改进剂,溶血后用硝酸处理,用石墨炉原子吸收光谱法在283.3 nm波长下测定铅的含量。

2.参考范围

成人血铅＜100 μg/L。

3.评价

最低检测浓度 3 mg/L,回收率 95.1％～103.2％,精密度 CV ＝3.7％～5.0％。血中三倍治疗量的 EDTA 及三倍于正常值的 NaCl、Ca^{2+}、K^+、Mg^{2+} 对测定无影响。在测定过程中,灰化温度、干燥和时间的选择很重要,要防止样品飞溅,因石墨管的阻值不同,更换石墨管需重作校正曲线。

　　综上所述微量元素系指占人体总重量 1/10 000 以下,每人每天需要量在 100 mg 以下的元素,其在体内含量甚微,但它是构成生命和维持生命的重要物质。微量元素的代谢、生物学作用,相互拮抗,保持着动态平衡。微量元素的缺乏和中毒都可以引起疾病,甚至死亡。因此,微量元素的检测尤为重要,同时要特别注意样品的采集、保存和处理。人体内微量元素的失衡将影响身体健康,检测结果的准确性对于临床诊断和治疗均具有十分重要的意义。

参 考 文 献

[1] 唐恒锋.实用检验医学与疾病诊断[M].开封:河南大学出版社,2021.

[2] 郑文芝,袁忠海.临床输血医学检验技术[M].武汉:华中科技大学出版社,2020.

[3] 杨云山.现代临床检验技术与应用[M].开封:河南大学出版社,2022.

[4] 曹颖平,陈志新,王梅华.临床检验常用图谱与病例分析[M].北京:中国科学技术出版社,2022.

[5] 岳保红,杨亦青.临床血液学检验技术[M].武汉:华中科技大学出版社,2022.

[6] 李杰.医学检验技术与临床应用研究[M].沈阳:辽宁科学技术出版社,2020.

[7] 马素莲.临床检验与诊断[M].沈阳:沈阳出版社,2020.

[8] 耿鑫金.现代医学检验技术与临床应用[M].长春:吉林科学技术出版社,2020.

[9] 刘元元.临床基础检验学[M].长春:吉林科学技术出版社,2020.

[10] 张良忠.新编检验医学与临床应用[M].哈尔滨:黑龙江科学技术出版社,2020.

[11] 安倍莹.现代医学检验技术与临床应用[M].沈阳:沈阳出版社,2019.

[12] 倪友帮.医学检验技术与临床诊断应用[M].天津:天津科学技术出版社,2020.

[13] 刘燕.实用医学检验技术与应用[M].哈尔滨:黑龙江科学技术出版社,2020.

[14] 姜维.临床检验技术基础与应用实践[M].长春:吉林科学技术出版社,2020.

[15] 朱磊.现代检验与临床[M].天津:天津科学技术出版社,2018.

[16] 别俊.现代检验技术与应用[M].长春:吉林科学技术出版社,2019.

[17] 蒋小丽.临床医学检验技术与实践操作[M].开封:河南大学出版社,2020.

[18] 向焰.当代检验医学与检验技术[M].哈尔滨:黑龙江科学技术出版社,2020.

[19] 王娜.实用基础检验与临床[M].长春:吉林科学技术出版社,2020.

[20] 吕世静,李会强.临床免疫学检验[M].北京:中国医药科技出版社,2020.

[21] 李晓哲.新编医学检验技术与临床应用[M].福州:福建科学技术出版社,2019.

[22] 石红梅,胡素侠,李海平.检验实验操作技术与临床应用[M].上海:上海交通大学出版社,2018.

[23] 孙玉鸿,郭宇航.医学检验与临床应用[M].北京:中国纺织出版社,2020.

[24] 刘继国.现代临床检验技术与应用[M].天津:天津科学技术出版社,2019.

[25] 连福炜.现代临床检验与技术[M].天津:天津科学技术出版社,2020.

[26] 孙凤春.临床检验技术应用新进展[M].长春:吉林大学出版社,2019.

[27] 杨春霞.临床检验技术[M].长春:吉林科学技术出版社,2019.

[28] 王海晏.现代检验技术与应用[M].北京:金盾出版社,2020.

[29] 陈增华.新编医学检验技术与临床应用[M].开封:河南大学出版社,2019.

[30] 段丽华.医学检验技术与临床应用[M].昆明:云南科技出版社,2019.

[31] 叶剑荣.现代检验技术与应用[M].昆明:云南科技出版社,2020.

[32] 党海燕.检验医学与临床应用[M].南昌:江西科学技术出版社,2018.

[33] 刘玲.当代临床检验医学与检验技术[M].长春:吉林科学技术出版社,2020.

[34] 张勤勤,齐友萍,孙艳.临床检验基础[M].长春:吉林科学技术出版社,2020.

[35] 黄艳芳.前质量控制在尿常规临床检验中的应用及对准确性的影响[J].中国药物与临床,2021,21(4):677-679.

[36] 莫超越,黄贤元.网织红细胞检测及其在疾病诊治的临床应用研究进展[J].检验医学与临床,2021,18(15):2288-2291.

[37] 张秀清.血液生化检验过程中血清胆固醇异常的原因分析[J].中国现代药物应用,2021,15(02):43-45.

[38] 李淼.对比尿液干化学检验法、尿沉渣检验法展开尿常规检验的价值[J].中国医药指南,2022,20(17):9-12.

[39] 刘惠涛.乙型肝炎患者血清免疫球蛋白水平临床检验结果分析[J].航空航天医学杂志,2022,33(05):553-555.

[40] 董磊,臧磊,王娇娇.过敏性紫癜患儿免疫球蛋白、补体水平及抗核抗体检测分析[J].分子诊断与治疗杂志,2022,14(03):467-470.